読むだけで
「おめでた力」が
アップする!

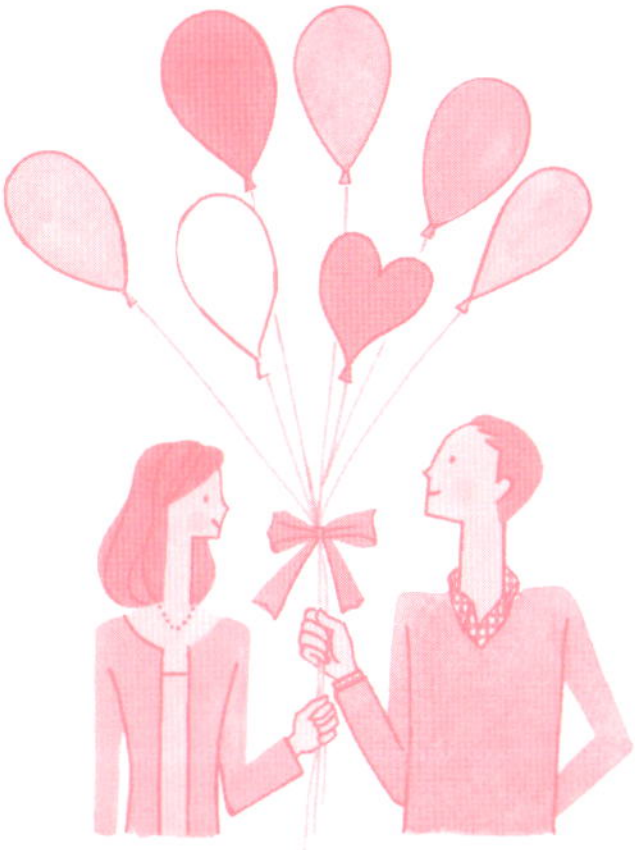

妊娠
カウンセリング

こまえクリニック院長
放生 勲

青春出版社

はじめに――赤ちゃんがやってくるシンプルな習慣

「基礎体温表を1週間つければ、妊娠のベストタイミングがわかります」

このようにいうと、あまりに簡単すぎて、信じてもらえないかもしれません。しかし、私はこれまで2万枚の基礎体温表に目を通してきた経験から、基礎体温表の中のある1週間に注目すれば、妊娠のチャンスをつかまえることができるという結論に至りました。

私はもともと内科医です。しかし、自分自身が不妊治療を受けた経験から、不妊に関心を持つようになりました。そうしてあるとき「不妊治療をやめたら妊娠した」というカップルがとても多いことに気づいたのです。

「なぜ不妊治療をやめると妊娠に至るのか」

「不妊に悩む女性すべてに、不妊治療が必要なのか」

このような疑問を抱くようになった私は、2000年、クリニックの中に「不妊ルーム」という不妊に悩む方の相談室を開設しました。

「不妊ルーム」には、不妊治療につきものの内診台はありません。私がおこなっているのは、基礎体温表を用いたタイミング指導、排卵誘発剤や漢方薬の処方といったフォローアップです。それにもかかわらず、「不妊ルーム」で妊娠される方はどんどん増えていきました。

自分のやり方に確信が持てた私は、それまでの体験をまとめ、2002年6月に『妊娠レッスン』(主婦と生活社)という本を上梓しました。この本は多くのカップル、とりわけ女性たちに受け入れられ、あっという間に妊娠関連本のベストセラーになりました。

『妊娠レッスン』の主張をひと言でいえば、「不妊治療だけが妊娠に至る道ではない」ということです。私はこれに変わるものとして、

・基礎体温表をつけること
・排卵日検査薬を併用すること
・セックスの回数を増やすこと

の3つを提案しました。このようなシンプルな方法論にもかかわらず、私のもとには多くの方から「妊娠できました」というメールがたくさん届くようになったのです。

そこで私は、次のステップとして、「不妊に悩む女性のみならず、妊娠を望む一人でも多くの女性が、より簡単に、より早く、そして楽に妊娠に至る方法はないか」と考えるようになりました。

そうして生まれたのが、『妊娠レッスン』の3つの法則をよりシンプルにした「1週間基礎体温法」です。

2011年末で「不妊ルーム」のフォローアップで妊娠された方は、1400人を超えました。その7割は、当院受診前に不妊治療を経験しています。この数字は、多くの方が、人工授精や、体外受精などの高度生殖医療なしでも妊娠できる力、「妊娠力」を秘めていることを示唆していると思います。

不妊治療を考える前に、自分たちでできること、そして知っておいていただきたいことはたくさんあります。

この本をお読みになった方の中から、一人でも多くの方が妊娠されることを、心から願っています。

読むだけで「おめでた力」がアップする! 妊娠カウンセリング 目次

目次

STEP3 「おめでた力」がアップする毎日の習慣

STEP4 「もしかして不妊？」と思ったときの処方箋

STEP5 人にはいえない悩みを解決！ 妊娠カウンセリング

カバーイラスト　奈良恵（asterisk-agency）
本文ＤＴＰ　センターメディア

STEP1

「1週間基礎体温法」で妊娠サインをつかまえる！

基礎体温は毎日つけなくてもいい⁉

「赤ちゃんがほしい」と思ったら基礎体温を毎日測り、基礎体温表につける、というのは、なかば常識になっています。しかし、

「基礎体温表をつけてはみたけれども、長続きしなかった」

という人や、不妊治療を経験した際、

「医師が基礎体温表に見向きもしてくれなかったので、つけるのをやめてしまった」

という人も多いと思います。

こういうことになってしまう背景には、「基礎体温は、毎朝、定時に、規則正しく、何カ月も記録しなくてはならない」という思い込みがあるからです。

しかし、私はこれまで少なくとも2万枚の基礎体温表を見てきた経験から、生理周期が30日前後で、規則正しく生理がくる人の場合、毎日基礎体温表をつける必要はないという結論に至りました。そうして私が考え出したのが、これから紹介する「1週

間基礎体温法」です。

私が運営する「不妊ルーム」に通っていただいている方には、「毎朝基礎体温をつけてください」とお願いし、私はその基礎体温表を見てアドバイスをしてきました。一方で、もっと簡単に基礎体温表を利用する方法はないかと考えてきました。

また、基礎体温表を長期間つけているうちに、そのことが目的化されてしまっているという人も、私は数多く見てきました。まるで、基礎体温表が虎の巻のように続いているのに、妊娠に至らない現実があるのです。それは基礎体温表を上手に活用できていないことも一因です。

大切なのは、基礎体温や妊娠についての理解を深めることです。そうして基礎体温表のいわば〝いいとこどり〟をする。それが「1週間基礎体温法」なのです。

基礎体温の変化はホルモンのしわざ

基礎体温をつけたことがない人でも、生殖年齢にある女性は、2週間前後の低温期と、同じく2週間前後の高温期を交互に繰り返すことぐらいは知っていると思います。男性の体では起こらない、こうした規則正しい周期的な体温の変化が、なぜ女性の体では起こるのでしょうか？　それは「黄体ホルモン（プロゲステロン）」のしわざなのです。

ここで、黄体ホルモンと基礎体温の関係について、わかりやすくご説明しましょう。黄体ホルモンとは何なのか。それを理解すれば、基礎体温は理解しやすくなります。黄体ホルモンをひと言でいえば、基礎体温を持ち上げる「重量挙げ選手」です。

女性は、毎月1個の卵を排卵するわけですが、その卵は「卵胞」という袋に入っています。そして、卵が飛び出した卵胞の抜け殻は、これで〝お役ご免〟ではないのです。排卵前後から、卵胞は黄体というものに変化しはじめます。この黄体から分泌されるホルモン＝黄体ホルモンなのです。そして、黄体ホルモンには、体温上昇作用があるのです。

黄体ホルモンは、別の言い方をすると「妊娠継続ホルモン」ともいえます。ニワトリが卵を温めて雛をかえすように、女性の体は排卵後に、この黄体から分泌される黄体ホルモンによって体温が上昇してくるのです。つまり女性は、妊娠を継続するためには、排卵する前より0・5度程度高い体温が必要なのです。

この黄体の寿命は2週間くらいしかありません。妊娠しなければ、やがて黄体は力尽きて、そのホルモンを分泌できなくなります。すると、妊娠のために準備されていた子宮内膜も必要がなくなりますから、体温の低下と同調して、子宮内膜が体の外に押し出されます。それが「生理」です。

その一方で、卵子と精子が運よく巡り会い、受精卵となって子宮内膜に無事着床すると、黄体は「妊娠黄体」と呼ばれるものに変化します。妊娠黄体からは、継続的に黄体ホルモンが分泌されます。ですから、女性は妊娠すると、体温が下がることなく高温期が続きます。そうすることで、子宮の中の受精卵を赤ちゃんへと育つように手助けしているわけです。

最低体温日と排卵日の関係

女性にとって、基礎体温表を規則正しく毎日つけることは面倒くさいもの。それは忙しい人ならなおさらです。しかし「1カ月に1週間だけつければいいですよ」といわれただけで、気持ちが楽になるのではないでしょうか。また、日勤、深夜勤務など、不規則な勤務形態を強《し》いられる看護師さんのような職業の方でも、1週間なら取り組みやすいでしょう。

「毎月たった1週間基礎体温表をつければ妊娠のベストタイミングがわかる」

このように聞くと、いぶかしげに思うかもしれません。しかし、そこにはきちんとした根拠があるのです。具体的にご説明しましょう。

20～21ページの図を見てください。これは生理周期が28日の女性の基礎体温を記録したものです。

基礎体温は、黄体ホルモンの働きで、排卵を境に低温期と高温期とに分かれるということは、すでに説明しました。実際にこの女性が、高温期と低温期がきれいに分かれているのは一目でわかると思います。

ここでは生理開始日をＤａｙ１（Ｄ１）、以下２日目をＤ２、３日目をＤ３……として説明します。

最初のＤ１～Ｄ10までの10日間は低温期ですから、基礎体温は単調な波状のグラフを示します。そしてこの10日間は、卵子が排卵に向けての成熟過程にあり、日々育っている状態です。ですからＤ10までに排卵することはほとんどありません。

次にＤ11～Ｄ17の、赤色で示されている部分の基礎体温のグラフを見てください。この1週間で基礎体温は、低温期から高温期に移行しています。Ｄ17には高温期に入っているのがわかると思います。この低温期の終わりから高温期に入る期間に、基礎体温は劇的な変化をすると同時に、ほとんどの排卵はこの1週間に起こるのです。

この1週間をさらに詳しく見てみましょう。

低温期の最後にさらに体温が下がる「最低体温日」が存在します。基礎体温表というものが登場してから長い間、排卵はこの谷底の最低体温日に起こると信じられてきました。というのも、いつ排卵しているのか、確認する方法がなかったからです。

ところが1980年代後半から、「経腟《ちつ》超音波検査」が登場し、これによって卵子を包んでいる卵胞の大きさを、画像としてリアルに写し出すことができるようになりました。その卵胞の大きさを計測することによって、数時間の誤差で排卵の時期がわかるようになりました。

そして、多くの研究者が排卵と基礎体温の関係を調べてみました。その結果をまと

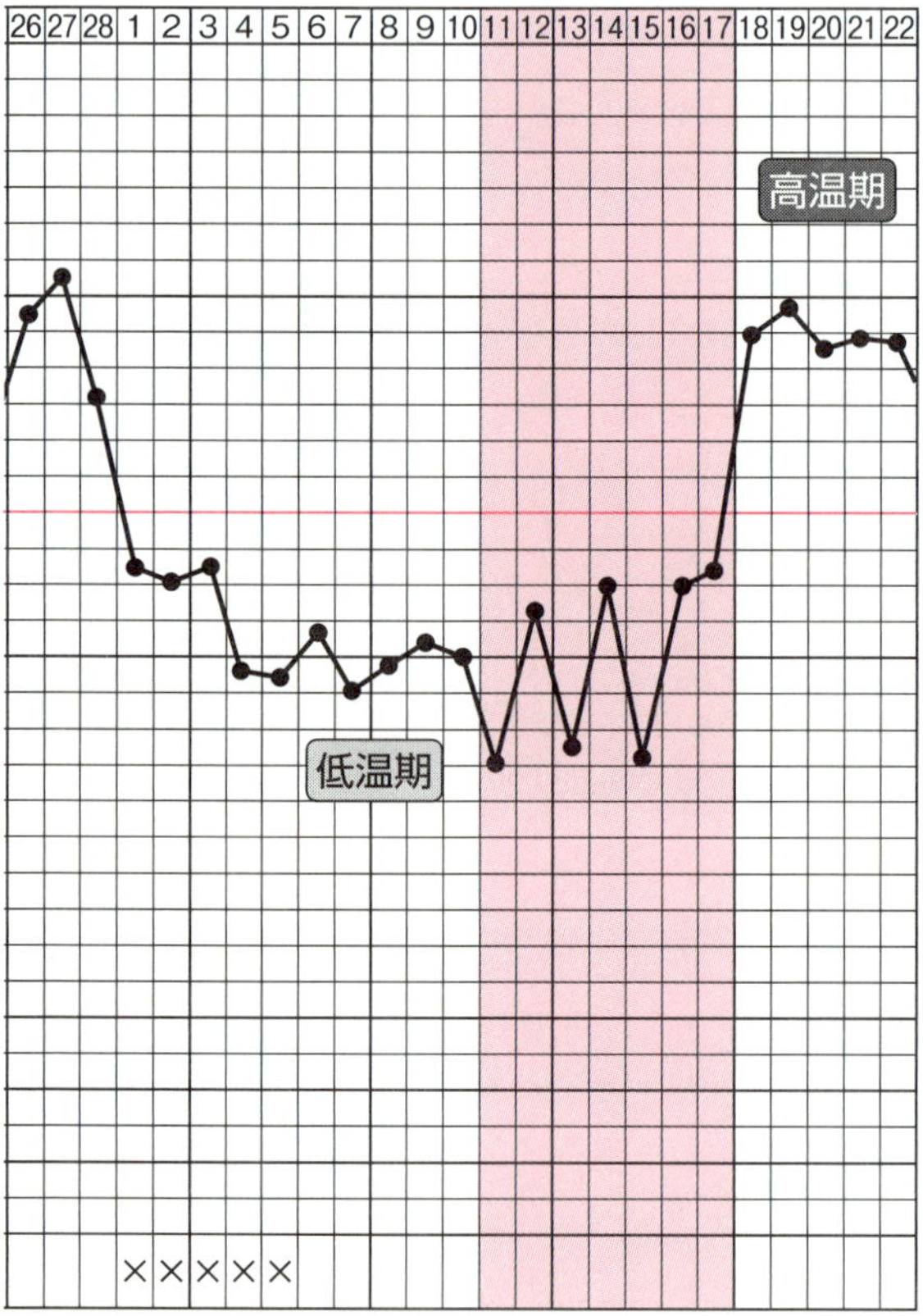
26 27 28 1 2 3 4 5 6 7 8 9 10 11 12 13 14 15 16 17 18 19 20 21 22
高温期
低温期
× × × × ×

基礎体温表はここを見る

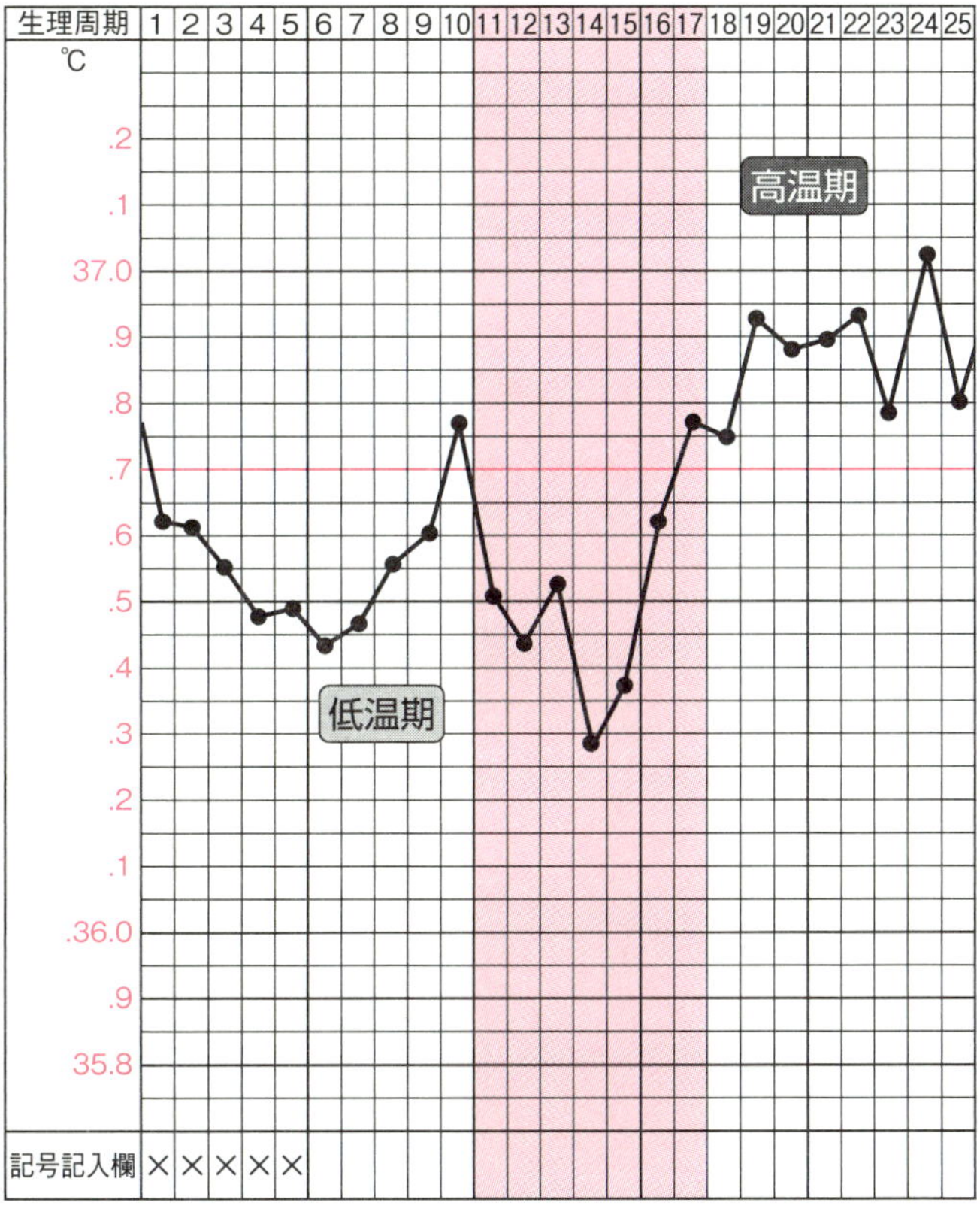

生理開始後11～17日の間に最低体温日があり、ここを境に
低温期から高温期に移行している。
基礎体温表を見るときはこの1週間に注目する。

めたのが、次ページの「排卵日の確率」という図です。そして、この図からもわかるように、今まで排卵日と考えられていた最低体温日より、その翌日のほうがはるかに排卵の確率が高く、さらにその翌日も、そして、最低体温日前日にも排卵があるということもわかってきたのです。

極端な言い方をすると、この1週間はどの日にも排卵があり得ます。そして、その1週間以外の日には、排卵はほとんどないのです。そのことは、最低体温日の前日から、高温期初日までの4日間に排卵する確率が、92％という数字になることからもわかると思います。ですから、このD11～D17までの1週間の基礎体温を測ることが重要なのです。

生理周期が28～32日の女性であれば、この1週間をさらに詳しく見ていくと、低温期の終わりに少し体温が上がり（ホップ）、それからいったん下がり（ステップ）、そして力強く上昇する（ジャンプ）〝N状のカーブ〟になることが多いのです。このN状のカーブを、この本では「Nサイン」ということにします。そう、妊娠の「N」です。

「1週間基礎体温法」のポイントは、基礎体温を測ることによって、この「Nサイン」

排卵日の確率

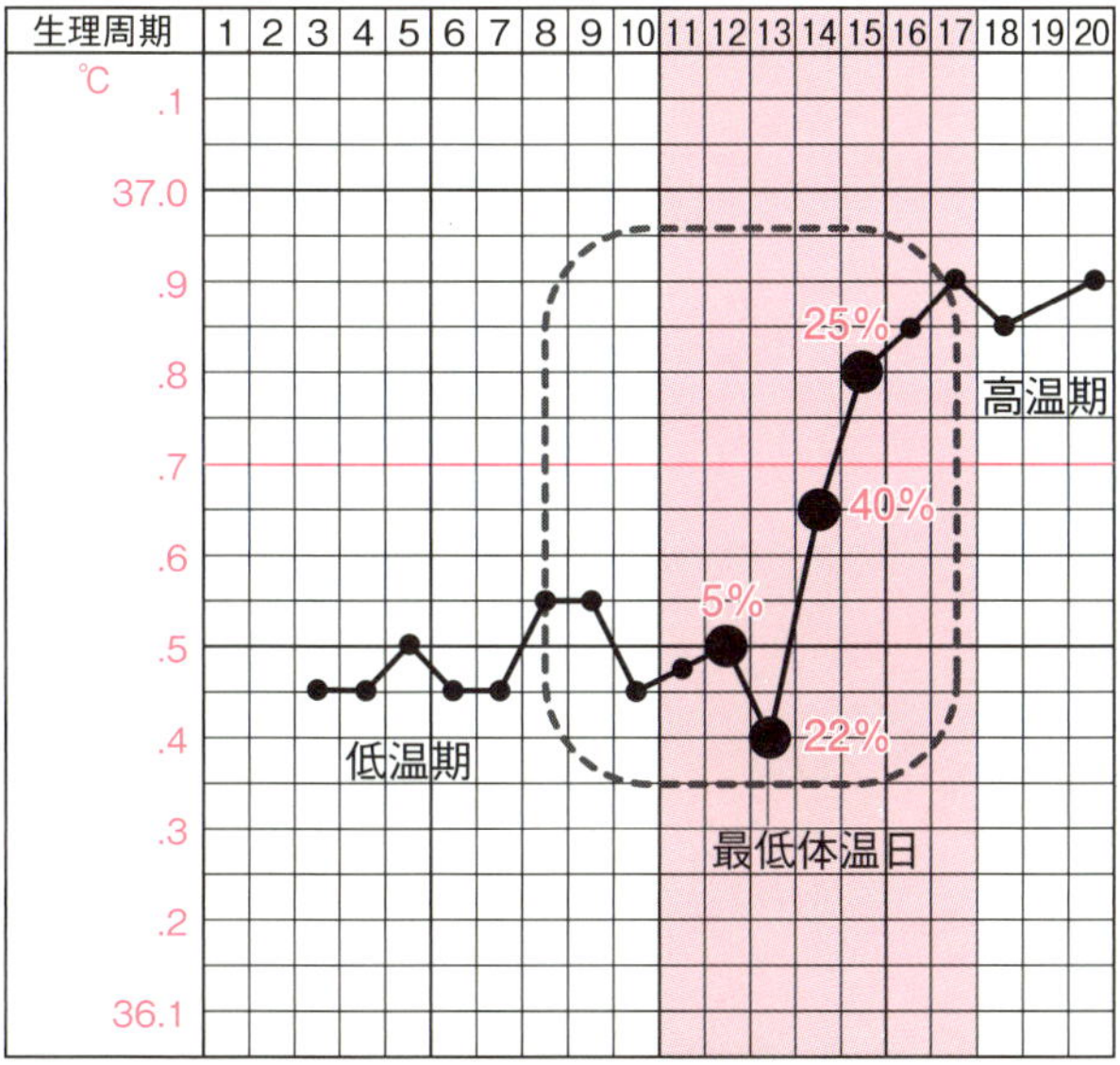

排卵は生理開始日の11日目から１週間の間に起こることがほとんど。
その確率は、最低体温日は22%と低く、その翌日は40%、翌々日は25%と高くなる。

を見つけることです。その期間は、生理開始日の11日目から1週間です。

なぜ、この期間なのか？　23ページの図からわかるように、D11に排卵する確率はそんなに高くないと思います。しかし、少し余裕を持って早めに測りはじめる理由は、この「Nサイン」を見逃さないためなのです。時間をさかのぼることはできませんが、延長はできます。1週間測って「Nサイン」が見られなければ、さらに3〜4日、基礎体温を測り続ければいいだけのことです。

「1週間基礎体温法」は、気軽に考えることが必要です。「1週間だけ基礎体温を測ってみて、あとになって『Nサイン』がわかったら困るのではないか？」と思うかもしれません。しかし、そのような場合でも、「1週間基礎体温法」を何周期か繰り返すと、自分のパターンがわかってきます。そして、妊娠のポイントは、この図にあるような「Nサイン」の最低体温日からの上昇カーブのときにセックスを増やすことなのです。

しかし、「1週間基礎体温を測るだけで本当に排卵日がわかるの？」と疑問に思う人もいるでしょう。そんな方は、さらに排卵日を確実にとらえるツールである排卵日検査薬（47ページ参照）を併用することをおすすめします。

妊娠サイン「Nサイン」はこうしてあらわれる

Nサインは、基礎体温が低温期の終わりにさらに下がる「最低体温日」があることによって出現するわけですが、では体温が下がる理由はどこにあるのでしょうか？

実は、最低体温日を出現させるのは〝美のホルモン〟と呼ばれる「卵胞ホルモン（エストロゲン）」なのです。卵胞ホルモンは女性の肌のうるおいを増し、生殖活動を活発化させるなどの作用がよく知られています。女性をより女性らしくさせるため、「女性ホルモン」と呼ばれたりするわけです。そして、この卵胞ホルモンの知られざる作用のひとつが、基礎体温を下げることなのです。

このホルモンが急上昇することによって、基礎体温は低下し、最低体温日があらわれます。そのあと排卵が起きれば、黄体ホルモンの作用によって基礎体温は上昇カーブに転じます。その結果、排卵前後の1週間は、23ページの図のようなグラフになり、Nサインが出現するわけです。

もっとも、基礎体温というのは折れ線グラフですから、「N字のようなサインは何カ所も見られるのでは?」と思われるかもしれません。しかし、排卵前後の低温期から高温期に移行するカーブは、一本調子で上昇していくという点で、簡単にほかの折れ線とは識別できます。そして、排卵はこの上昇カーブのいずれかの日に起こると考えていいのです。つまり、卵胞ホルモンはあなたに「排卵が近いですよ」と基礎体温の上に〝ウインク〟してくれるというわけです。

実はこのNサイン、基礎体温だけではなく体のサインからも感じとることができます。

生殖年齢にある女性は、体が妊娠するよう仕向けられているともいえます。膣は、カンジダ膣炎など微生物の感染を受けやすいのですが、その微生物が子宮の中まで侵入してくると大変なことになるので、膣内は弱酸性に保たれています。さらに膣と子宮内部を結ぶ頚管《けいかん》と呼ばれる細い通路は、頚管粘液で通常栓がされた状態になっています。それによって微生物の侵入を防いでいるわけです。しかし、排卵が近くなって卵胞ホルモン値が上昇してくると、この頚管粘液の粘稠《ねんちゅう》度が低下し、おりものとして降りてきます。

また、卵胞ホルモンは生殖活動を活発にさせるホルモンでもあるので、その分泌の上昇につれて性欲が亢進《こうしん》してきます。ちなみに「エストロゲン」という言葉は、ラテン語の「発情」「恋心を刺激する」という意味の「エストラス」を語源としています。こうした内なるエストロゲンの声に耳を傾けていると、排卵のタイミングが予知しやすいものとなります。

基礎体温はもちろん、五感を働かせ、Nサインをうまくキャッチできれば、セックスの少ないカップルでも、上手に妊娠を呼び込むことができるのです。また、回数の多いカップルは、Nサイン内でのセックスを増やすことにより、より短期間に妊娠に近づけるでしょう。

「1週間基礎体温法」は逆オギノ理論

実は、私がこの「1週間基礎体温法」を思いついたのには、オギノ式避妊法が関係しています。オギノ式避妊法とは、産婦人科医・荻野久作博士が1924年に打ち立てた、「オギノ学説」に基づいています。

オギノ学説のポイントは、「排卵は月経周期日数に関係なく、次回予定される生理の第1日目から逆算して14日プラス・マイナス2日以内にある」というものです。わかりやすくいうと、生理周期の長短はおもに低温期の長短であり、高温期の日数はほとんどの女性で変わりがないから、排卵日が予想できるということです。

したがって、次の生理開始日と考えられる日から、逆算してその2週間前あたりに排卵があるから、その周辺の日に避妊をすれば妊娠しないだろうと考えられるのです。

私はこの荻野学説を逆手に取って、もし、女性の生理日数が28〜32日と安定しているのであれば、生理開始日の11日目から17日目の1週間に、ほぼ間違いなく排卵があるだけでなく、この1週間にNサインが出る可能性が高いと考えたのです。

それにしても、荻野久作という人は、生理周期を司るホルモンのことはもとより、基礎体温という概念もまだ存在しなかった時代に、こうした理論を打ち立てたわけですから、すごい！　というほかはありません。

たった1週間だから気持ちもラクラク手間いらず

「1週間基礎体温法」は、基本的に妊活ビギナーのための方法ですが、私は多くの女性に有効だと思っています。

私が運営している「不妊ルーム」に通院されている女性は、子どもができづらい状況にある方々です。ですから毎日基礎体温をつけてもらって、基礎体温表を持参してもらい、検査所見などともあわせてアドバイスしています。しかし、治療経過が順調で、生理周期、ホルモンバランスが安定してきた女性には、「1週間基礎体温法」を提案してみることにしたのです。

しばらくすると、多くの女性からこの方法を支持するコメントをいただくようになりました。

ある女性は、「毎日基礎体温をつけていると、基礎体温のアップダウンに一喜一憂してしまう。そして体温がガクッと落ちて生理がくると、凹《へこ》んでしまう。でも『1週間基礎体温法』は、排卵前後の1週間だけ記入するので、それ以外のときは基礎体温のこと、そして妊娠のことも忘れられる」というのです。

別の方は、「基礎体温を測りたいモチベーションが最も高くなるときだから、とてもいい」とのことでした。また、「結婚当初の女性などは、毎日基礎体温をつけるのは大変だろうから、1週間だけならハードルが低くていいのでは?」という意見もありました。

女性が最もナーバスになる高温期の後半から生理中に基礎体温を測定しないこの方法は、心理的な面からも気持ちがポジティブになり、受け入れやすいようです。

「1週間基礎体温法」をはじめる前に
1周期つけて自分のリズムを知る

私は「1週間基礎体温法」をおこなうにあたって、まずは生理開始日から次の生理開始日までの1周期、基礎体温をつけてみることが有効だと思っています。また、「1週間基礎体温法」を2~3周期おこなって妊娠に至らなければ、毎日つけてみてもいいと思います。

「基礎体温とはいったいどういうものなのか？」そして「自分の基礎体温はどうなのか？」を知っておくと、何かと役に立ちます。そのためには1周期分の基礎体温という全体像を見ておくことです。

何より、自分の基礎体温に興味が湧きませんか？　もし、妊娠に至らない因子があるとすれば、その答えが基礎体温表の中に見つかるかもしれないのです。

ここで少し基礎体温の基礎知識についてお話しします。

基礎体温は、36〜37度の間で変動すると考えてください。市販されている基礎体温表では、36・7度のところが赤い線になっているものが多いのです。私は通院されている方々に、この36・7度線を「基礎体温表の赤道」という言い方をしています。この赤道を中心に、北半球を高温期、南半球を低温期と考えるわけです。

「1週間基礎体温表」の目的は、Nサインをつかまえることです。それを見極めるには、基礎体温を測定している1週間に、上昇カーブが36・7度の赤道を通過することが重要になってきます。それはこの赤道前後で排卵する確率が高いからです。ですから1週間で36・7度に達しない場合、このラインを通過するまで基礎体温の計測を続けてください。

ただし、ここで注意してほしいのは、基礎体温には個人差があるということ。低温期から高温期への移行の赤道が、36・5度という人もいます。こうしたことを知るためにも、1周期基礎体温をつけてみることが大切なのです。

「1週間基礎体温法」をはじめる前に

妊娠しやすい基礎体温とは?

生理周期が1カ月前後ではなく1カ月半や2カ月という人は、基礎体温の中に、あなたの生理周期が長い原因を読み取れるかもしれません。

1周期の基礎体温をつけて、低温期と高温期が判別できないような基礎体温であれば、そのまま自然に経過を見ていては、妊娠に至る確率は低いと思います。このような基礎体温の場合、卵子の成熟や排卵がうまくいっていないか、あるいは排卵がおこなわれていないことが考えられるのです。低温期と高温期がはっきりとわかる場合でも、低温期が1カ月ほど続き、そのあと体温が上昇して高温期になる場合には、いい卵子が成熟しづらいといわれています。

また、1カ月前後で規則正しく生理がくる人の場合でも、実際に1周期の基礎体温を目に見える形にしてみると、「高温期が10日以内で短い」、あるいは「低温期の平均と高温期の平均の差が0・3度に満たない」という場合には、黄体機能不全が疑われます。黄体機能不全は、不妊に悩む女性によく見られますが、経口薬などで比較的簡単に治療ができ、妊娠に至ることも多いのです。こうした場合、医療という手段を賢く利用するべきだと私は思います。

補足しますと、排卵障害、黄体機能不全という言葉は、不妊治療を受けたことがない人でも、よく耳にすると思います。つい最近までこの2つの病態は、まったく別々のものと考えられてきました。しかし現在では、黄体機能不全は、排卵障害の結果であると考えられるようになりました。黄体機能不全と排卵障害は、いわばコインの表と裏のような関係にあるのです。

「卵子の成熟がうまくいかない」、あるいは「排卵までに時間がかかる」ことが、高温期になっても体温が十分上昇しない、高温期の期間が短いという黄体機能不全を招くというわけです。そして、黄体機能不全の女性にも、積極的に排卵誘発剤が使われるようになってきました。

　では、どのような基礎体温表だと妊娠しやすいのでしょうか？

　正常な基礎体温表について図を用いて説明すると、次ページの上の図のように生理開始から、比較的平坦な基礎体温が10日前後続き、そのあといったん基礎体温が下降し、それからグッと勢いよく体温が上がって高温期に向かい、そして高温期が安定的に12～14日程度続いたあとで、基礎体温がストンと落ちて生理を迎える。まさに、跳び箱を跳ぶようなイメージの基礎体温が理想的だといえます。こうした形の基礎体温のことを「カウボーイハット型」という人もいます。

　しかし、ここで、頭にとめておいてほしいことは、同じ顔の人が二人といないように、基礎体温もそれぞれの個性だということです。雑誌や本などに記載されている基礎体温は、あくまでもモデルケースであり、実際の基礎体温をそのまま反映しているわけではないのです。

　たとえば、次ページの下の図はどのように見えるでしょうか？　少々いびつな基礎体温に見えますか？　実はこれは問題のない基礎体温です。この方のホルモンも測定をおこなっていますが、まったく問題ありません。実際に基礎体温をつけていくと、

正常な基礎体温表

●理想的なグラフ

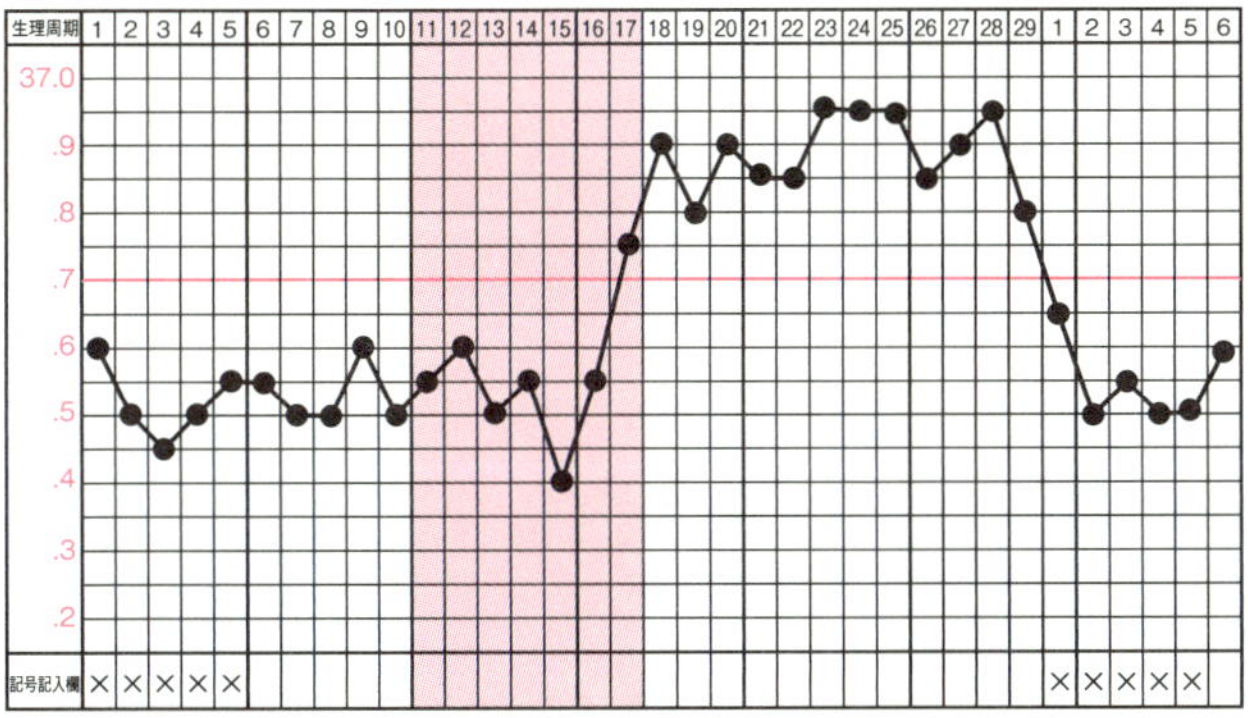

36.7℃を境界に高温期と低温期がはっきり分かれ、カウボーイの帽子のような形をしている。

●問題のないグラフ

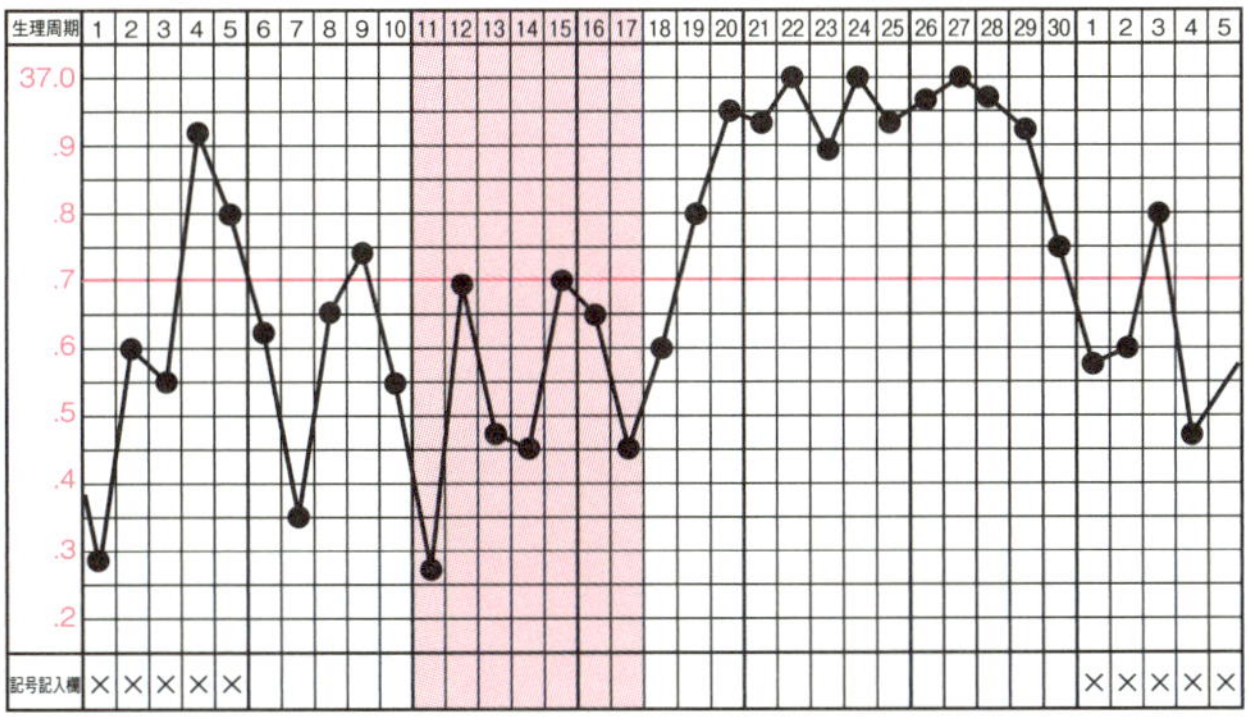

生理周期が30日とやや長く、少々いびつな形をしているが、ホルモン異常等もない、正常なグラフ。

このような形になることのほうが多いのです。くれぐれも自分の基礎体温表と本や雑誌の基礎体温表を比較して、あまり深刻に悩まないよう注意してください。

「1週間基礎体温法」をはじめる前に
毎朝同じ時間に測らなくても大丈夫

では、実際に基礎体温表をどのようにつけるのか、わかりやすくご説明しましょう。

私はよく「基礎体温表をつけることに対して、とにかく神経質にならないでください。ただつけさえすればいい、そう思ってください」と、アドバイスしています。

なぜなら、基礎体温表をつけても長続きしなかったり、医者が見向きもしてくれないからやめてしまったという訴えをよく聞いているからです。基礎体温表をつけることに、バーンアウトして（燃え尽きて）しまうわけです。

そうならないためには、基礎体温表を続けていくうえで、モチベーションを低下させないことが大切です。

まず、体温計ですが、私は値段の安い体温計のほうがいいと思っています。しかし、必ず婦人用体温計を使用してください。高額な基礎体温計には、測定すると同時にグラフ化されるようなものもありますが、必要ありません。

私はかつて、デジタルより水銀柱のものがいいと本に書きました。しかし、環境への配慮から、水銀柱の体温計は製造中止になりました。デジタルの基礎体温計も精度が高くなってきておりますので、問題はありません。

とにかく朝、起床前に舌下で測ればいいと思ってください。「朝トイレに行くのですが、どうしたらいいですか?」などという質問を受けますが、トイレへ行ってもかまいません。その後、起床前に測ればいいのです。

「不妊ルーム」では、基礎体温表を妊娠への羅針盤《らしんばん》と考えていますので、毎日つけてもらっています。実際の基礎体温表を示して説明しましょう。次ページをご覧ください。基礎体温表の下の記号記入欄に、生理があった日を×、夫婦生活をもった日を○、上の欄には日付と生理周期を書いてもらいます。そしてあとは基礎体温を記入していくだけです。点と点をしっかり線でつないで、グラフ化することだけは忘れないでください。

私はこの基礎体温表に、検査所見の数値、薬を使った場合は、使った薬を上のほう

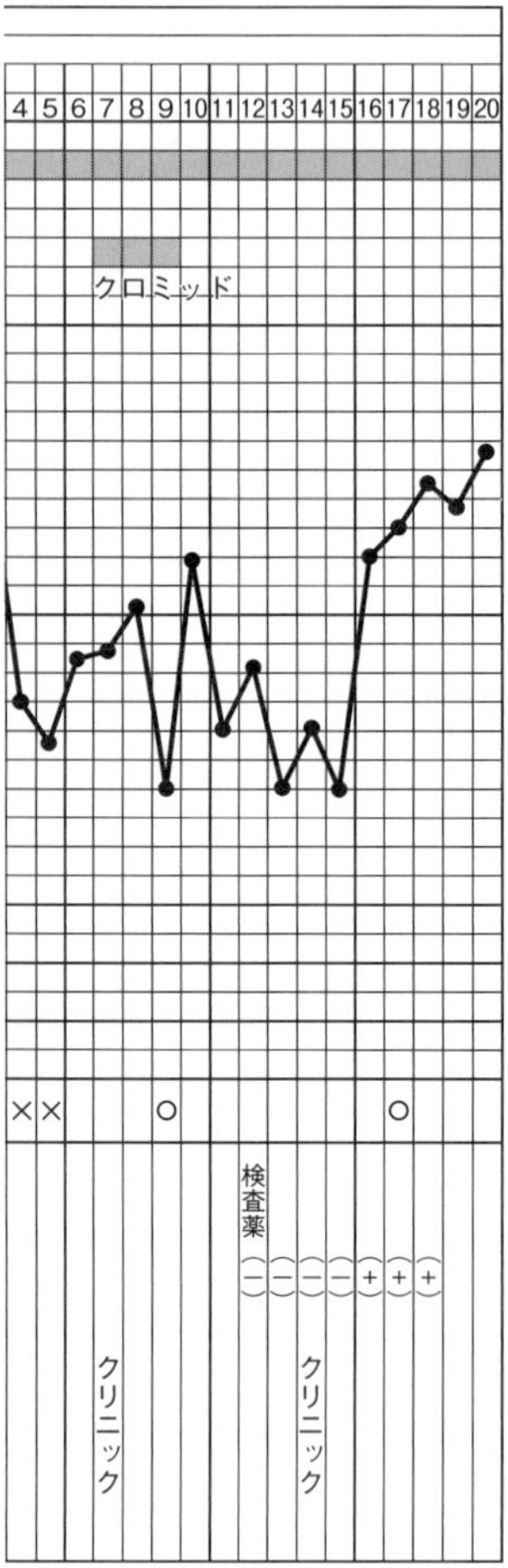

備考には、排卵日検査薬の結果（陰性は－、陽性は+、判定があやしい場合は±）や通院日などを記入する。
服用した薬などもわかるように記入するとよい。

基礎体温表のつけ方

記号　生理 ×　不正出血△　おりもの +　性交○

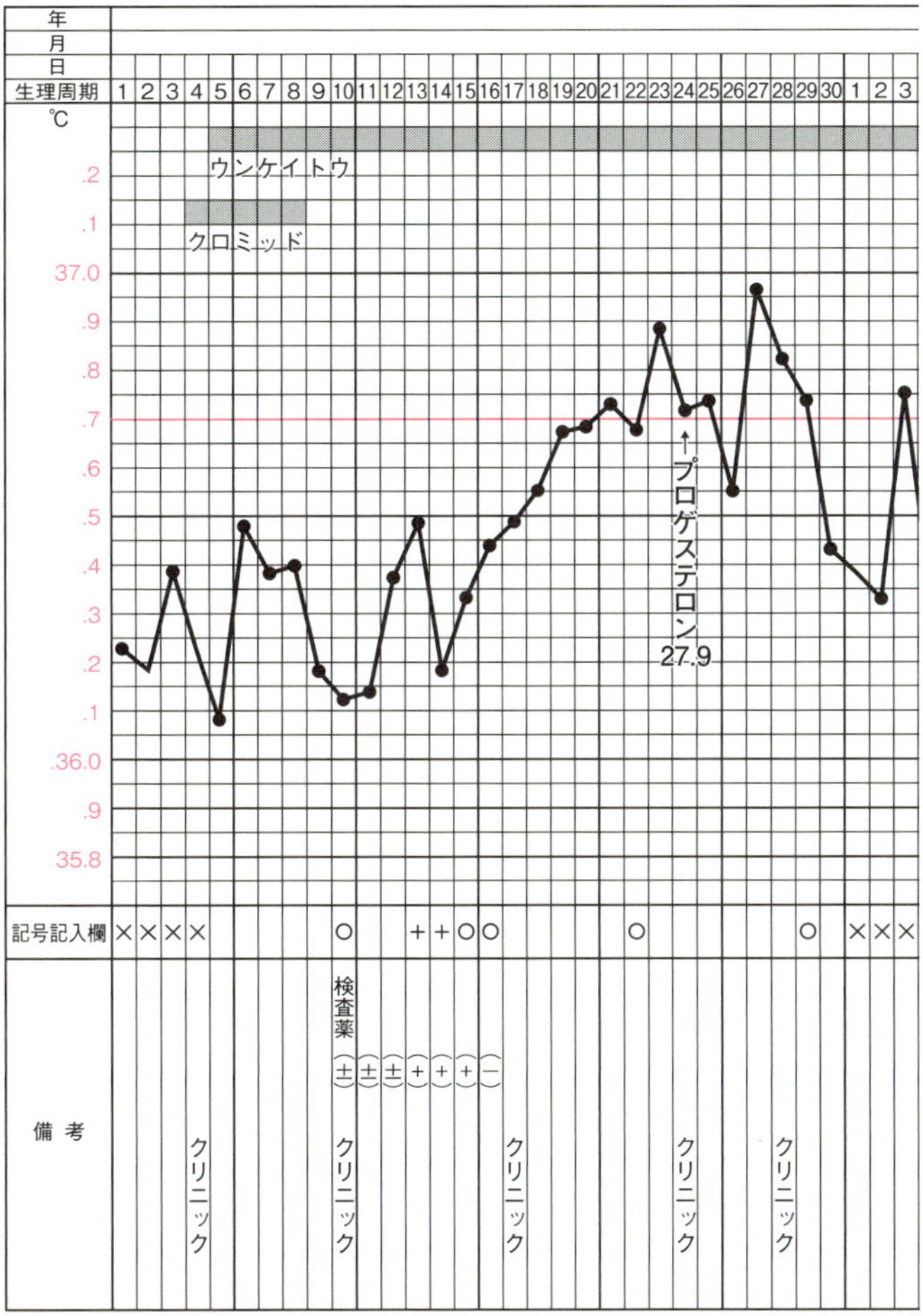

に帯のように書いていきます。通院されている方と私で、基礎体温表を共同作成するわけです。こうしたやり方によって、「不妊ルーム」通院者が、基礎体温表をつけるモチベーションが維持されます。「1週間基礎体温法」であれば、1週間分基礎体温を記入していけばいいでしょう。

「1週間基礎体温法」をはじめる前に
紙でつけるメリット、スマホでつけるメリット

「1週間基礎体温法」をおこなうにあたって、記入するなら紙がいいのか、あるいは携帯電話やスマートフォン（スマホ）の、どちらがよいのか聞かれたなら、私は自分が使いやすいほうでいいと思います。最近は携帯やスマートフォンでいろいろなアプリ（ソフト）が提供されているようです。

私はこれまで、「不妊ルーム」に通院されている方には、紙の基礎体温表に書くようにとアドバイスしてきました。数年前に「不妊ルーム」オリジナル基礎体温表を作成してからは、その基礎体温表に書いてもらうようにしています。当院で使っている

ものは、横長で4カ月間の基礎体温を1枚の紙に記入できます。つまり4カ月間の基礎体温の推移が一目でわかるのです。医療機関に通院するのであれば、こうした基礎体温表が便利です。

しかし、1回の排卵周期に1週間だけ基礎体温を測るのであれば、別に紙のものにこだわる必要はないと思います。というのも、今や携帯電話は一人に1台というくらいに普及していますし、スマートフォンを持つ人も増えています。こうして携帯できるツールには、基礎体温が記載できるアプリも少なくないのです。中には自分の生理周期を送信すると、自動的に排卵が近いというメッセージが届くサイトもあるようです。デジタルツールであれば、指の操作だけですんでしまうという簡便さがあります。

一方、紙の基礎体温表には、排卵日検査薬を併用する場合の結果なども簡単に書き込めますし、Nサインとの対応を見やすいというメリットがあります。また、その他気がついたことも記入できるといった点も、紙の特徴でもあります。

紙の基礎体温表を使うに当たっては、薬局などで売られている既製品にこだわる必要はないと思います。使いやすいものを自分なりにデザインしてもかまいません。ポイントとしては、基礎体温表の赤道ともいえる36・7度のラインは、色を変えるなどしてわかりやすくすることです。紙を使う場合は、自分の好きなようにデザインできるわけですから、使い勝手がいい「マイ・基礎体温表」をつくるのもいいと思います。

ただし、デジタルであれ紙であれ、ポイントになることは、1週間の基礎体温のグラフにあらわれるNサインがわかりやすいもの、排卵日検査薬を使うのであればその結果と基礎体温の対応がわかる形にすることです。また、セックスした日も記入できるようにしましょう。基礎体温や排卵日検査薬との対応が大切だからです。

そうして基礎体温をつける1週間にだけ神経を集中し、それ以外の期間は、気持ちを〝基礎体温フリー〟にして、なるべく妊娠ということを頭から切り離しましょう。

＊「不妊ルーム」オリジナル基礎体温表は、「http://www.koma-cli.jp/kiso/」より無料でダウンロードできます。

基礎体温はダイエットにも使える

これまで、「1週間基礎体温法」の事前準備として1周期基礎体温を測るよう述べてきましたが、もし、あなたに根気があって、基礎体温表をつけることが苦にならないのであれば、継続してつけ続けることをおすすめします。なぜなら、基礎体温は妊娠だけでなく、いろいろな目的に利用できるからです。

まず、基礎体温による健康管理というのは、生殖年齢にある女性だからできることです。低温期と高温期が交互に規則正しく繰り返すことは、脳の視床下部から卵巣への指揮系統がうまくおこなわれている証拠です。排卵もうまくいっていると推測されます。

先ほど、黄体ホルモン（プロゲステロン）によって低温期と高温期が出現すると説明しましたが、生理周期にあわせて変動する重要なホルモンに〝美のホルモン〟卵胞ホルモン（エストロゲン）があります。卵胞ホルモンは、生理終了あたりから上昇をはじめます。

生理期間中は卵胞ホルモンの分泌が低くなっています。生理中に憂うつでやる気が出ない、食べ物の臭いなどにも鈍感になるという経験は、女性なら誰しも心当たりがあると思いますが、あまりアクティブに行動しないほうがよい時期といえます。

卵胞ホルモンは排卵の少し前に、その分泌のピークを迎えます。つまり、生理終了からの約1週間は、女性は日ごとにはつらつとして活動していける時期なのです。この時期に気持ちがハイになると感じる女性は多いと思います。新しいことに挑戦してみるのであれば、この時期がチャンスです。化粧ののりもよく、肌荒れもしにくいと感じている人も多いのではないでしょうか。

その後、卵胞ホルモンは排卵が起こるといったん減少するのですが、3〜4日すると再び上昇カーブに入り、3〜4日後に第2のピークを迎えます。したがって排卵後の1週間は、確かに卵胞ホルモンの変動はあるものの、生理期間中のような低値になることはないため、気分や見た目の変化の少ない安定している時期といえます。

卵胞ホルモンは生理に向かう最後の1週間で、急降下のカーブを描きます。そして、この1週間は高温期を維持するホルモン、黄体ホルモン（プロゲステロン）の急降下の時期とも重なります。2つのホルモンが急激に低下する生理開始までの1週間は、とてもイライラしやすく、小さなことで感情が高ぶる、心身ともに不安定な時期です。

こうした生理周期に連動して女性ホルモンが変動することを知っておくと、ダイエットに応用できます。世の中にダイエットに関する本は、星の数ほど出版されています。しかしそれらは、摂取する食べ物の種類であったり、食事法であったり、運動を取り入れたりというものがほとんどです。多くの女性がダイエットに関心があるにもかかわらず、生理周期との兼ね合いで、ダイエットの説明をしたものはあまり見かけません。

これまで述べてきたように、女性は生理周期に伴うホルモンバランスによって、心や体の状態が変動するわけですから、私はダイエットも生理周期にシンクロナイズ（同調）させておこなうと、より効果的だと思うのです。

具体的には、心身ともに充実する生理終了後～排卵までの時期は、積極的に少々きついと思われるダイエットのメニューをこなし、高温期の後半からゆるくして、生理期間中は、ダイエットを休むというプログラムがおすすめです。

生理前の1週間は、卵胞ホルモン、黄体ホルモンともに急降下するのに伴い食欲が亢進するので、食べ過ぎに注意することがリバウンドを防ぎます。

また、生理前にはホルモンの関係で体がむくみがちになったり、体重が少し増えたりもします。それも生理のせいだとわかっていれば、体重の変化にそれほど一喜一憂しなくてすみます。基礎体温表をつける際、体重やダイエットの記録なども書き込んでいけば、ダイエットのモチベーションを維持することができるでしょう。

「1週間基礎体温法」でなかなか結果が出ないとき

「1週間基礎体温法」をどれくらいの期間おこなうかということは、カップルの考え方、そして女性の年齢によります。

女性が20代であれば、「1週間基礎体温法」を半年〜1年程度試みることは、なんら問題はありません。しかし女性が30代後半以降である場合、なかなか結果が出ないのであれば、別の方法を検討すべきでしょう。なぜなら、卵子のエイジング（老化）という問題があるからです。

では、次のステップとして、どのような行動をとるべきでしょうか？　すぐに不妊治療のドアをノックするべきでしょうか？　私は、こうした行動でかえって妊娠を遠ざけてしまった女性を数多く見てきました。

基礎体温を1〜2カ月毎日つけてみて、基礎体温表に明確なNサインが認められ、さらに折れ線グラフのカーブが低温期、高温期がきれいに分かれる二相性であった場合にいえることは、毎月排卵はしているであろうということ、そして生理周期をコントロールしている種々のホルモンのバランスに、大きな問題はないだろうということです。

しかし、卵巣から飛び出した卵子が卵管の中にたどり着き、その中を移動できるということは、基礎体温表からは何も見えてこないのです。そのことが確認できるのは、子宮卵管造影検査（119ページ参照）だけです。

そこでおすすめしたいのが、基礎体温表に加えて排卵日検査薬を併用する「ハイブリッド法」です。

排卵日検査薬については、残念なことに2009年に薬事法という法律が改正されました。以前であればドラッグストアなどで容易に入手できたのですが、現在では薬剤師が常駐している薬局で、薬剤師の説明に同意した上でなければ購入できないことになっています。しかし、多くの方々のお話を聞いてみると、インターネットなどを介して購入している方もいますし、インターネット上で、排卵日検査薬が購入できる薬局を示したサイトも存在しています。

使い方は簡単、妊娠検査薬同様、尿をかけて反応を見るだけです。これにより、卵胞チェックほどの精度ではありませんが、おおよその排卵日を知ることが可能なのです。

排卵日検査薬の〝使いおしみ〟はNG

排卵日検査薬は7本セットになっているものが主流です。しかし、実際の女性たちの使用状況を見ていると、この尿検査をおこなって陽性反応が出た時点で〝節約感覚〟が働いてしまうのか、検査をやめてしまう人が多いのです。私は、基礎体温を測る1週間、この排卵日検査薬も7本使い切るつもりでいたほうがいいと思います。

その日の基礎体温表の下の欄に、排卵日検査薬の結果を、陰性＝－、陽性＝＋というように書き込んでいきましょう。

50～51ページの図を見てください。これは大変きれいに、基礎体温と排卵日検査薬が対応している例です。きれいなNサインも認められますし、下のほうに目をやると高温期に向かう上昇ラインのはじめに陽性反応が出ていることがわかると思います。

私は「不妊ルーム」に通院されている方には、「基礎体温表が左目なら、排卵日検査薬は右目、両目で見ると排卵がより立体的に見えるでしょう」と、説明することがあります。基礎体温表と排卵日検査薬を併用する「ハイブリッド法」で妊娠に至る女性が多いことは、「不妊ルーム」での経験から確信を持っていえます。

ではここで、排卵日検査薬を使って、どのように排卵日を予測するのか、説明しましょう。

まずは、基礎体温を変化させるホルモンのおさらいです。基礎体温の低温期を高温期へと移行させる主役を演じるのは、「黄体ホルモン」でしたね。そのためには〝排卵〟ということが必要なわけです。この排卵の主役を演じるホルモンが「黄体化ホルモン（LH：luteinizing hormone）」です。名前が似ていますが、黄体ホルモンとはまったくの別物です。ここでは紛らわしさを避けるために、黄体化ホルモンのことを「LH」といいます。

LHは脳下垂体の前葉と呼ばれるところから分泌されます。LHは生理が終了するあたりから、少しずつ上昇しはじめます。そして、卵胞の中で卵子の成熟が進み、排卵スタンバイの状態になると、LHの分泌が短時間に急上昇します。この現象は「L

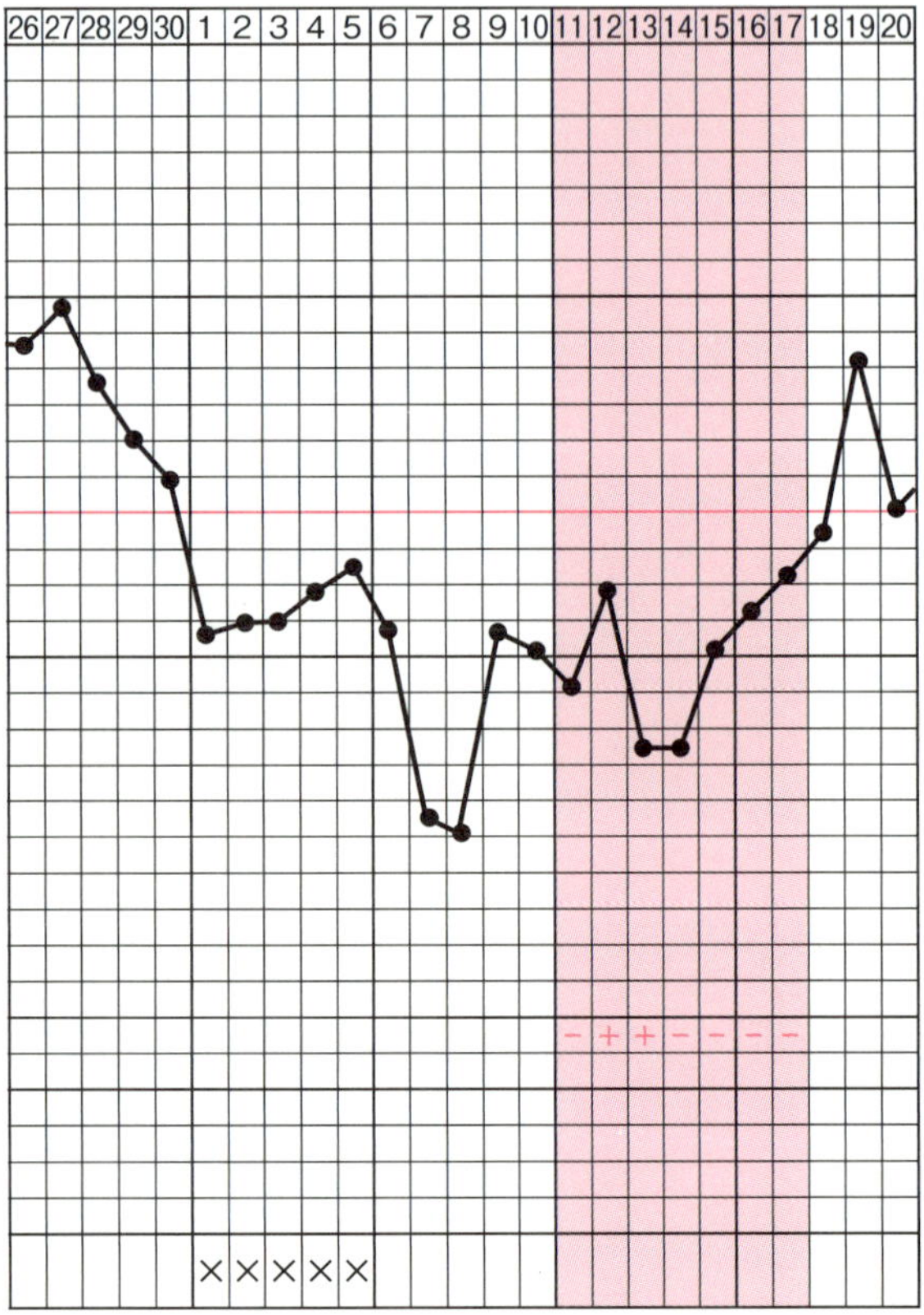
26 27 28 29 30 1 2 3 4 5 6 7 8 9 10 11 12 13 14 15 16 17 18 19 20
- + + - - - -
× × × × ×

基礎体温と排卵日検査薬の対応例

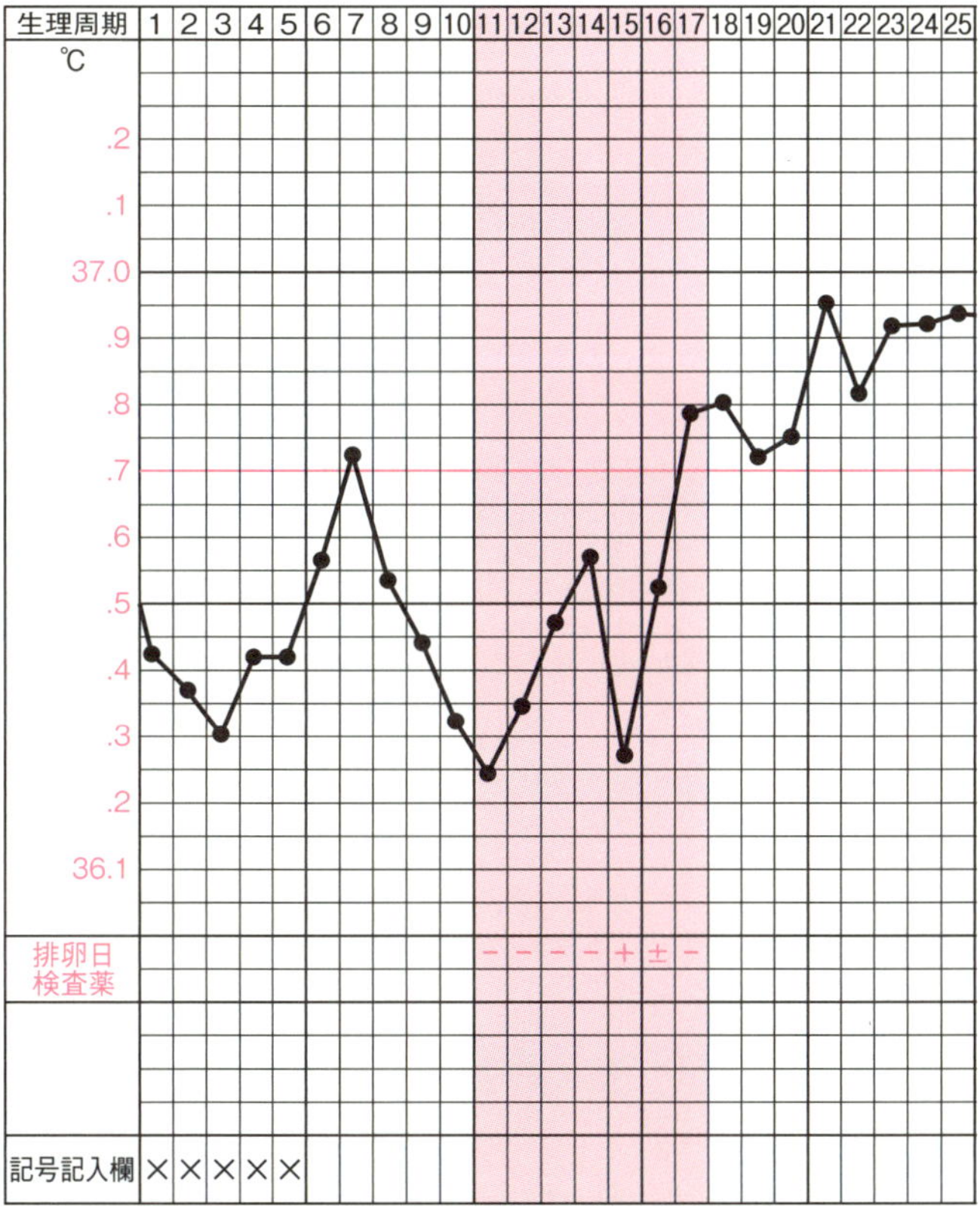

生理開始後11〜17日の間に排卵日検査薬を使用しているケース。最低体温日後に排卵日検査薬が+に転じている。

Hサージ」と呼ばれます。LHは〝排卵命令ホルモン〟といってもいいかもしれません。LHの急上昇によって背中を押される形で、卵が卵胞の中から飛び出すのです。LHは卵胞内の卵子の成熟・減数分裂なども促進します。

LHが急上昇すると、その勢いでLHは尿中にまであふれ出してきます。排卵日検査薬はこのLHに反応する試薬なのです。

「1週間基礎体温法」をおこなうと同時に排卵日検査薬を1週間併用すると、排卵をより立体的にとらえることができます。通常であれば、この検査薬が陰性から陽性になり、そして陰性に戻るという経過をたどります。

しかし、多くの女性が思い違いをしていることがあります。それは、排卵日検査薬での陽性反応＝排卵と思っている人が多いのです。尿中に排泄されるLHにこの検査薬が反応するわけですが、実は、最も強く陽性反応が出ているときに排卵するのではありません。

排卵は、LHに背中を押されるようにして、LHのピークの16〜24時間後に起こるのです。ですから、排卵日検査薬が陽性から陰性に変わるあたり、あるいは陰性になったときに、むしろ排卵する可能性が高いのです。この時間の〝ずれ〟があることを、

排卵とホルモンの変化

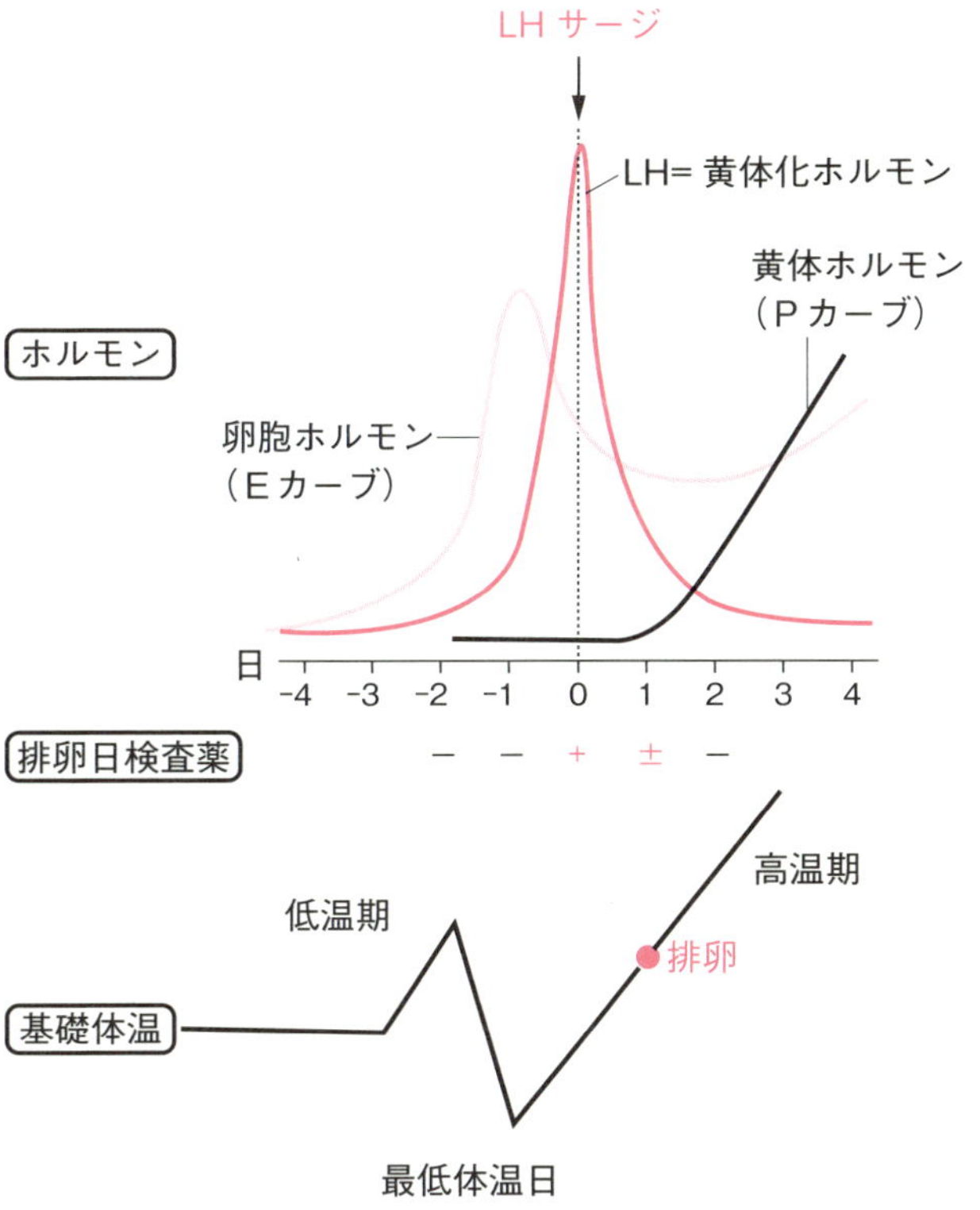

排卵日検査薬は LH に反応する。LH サージ（黄体化ホルモンの急上昇）は排卵の 16〜24 時間前に起こるため、排卵日検査薬が ＋ になった翌日に排卵している可能性が高い。

しっかりと頭の中に入れておいてください。

したがって排卵日検査薬は、陽性反応が出たからといって中止するのではなく、再び陰性に戻るまで使用することがポイントなのです。

「タイミング法」でも正確な排卵日を知るのは難しい

もし、あなたが婦人科を受診して排卵日を知ろうとした場合、どのようなことがおこなわれるのでしょうか？

それは、不妊治療の第1段階の「タイミング法」と呼ばれる治療です。タイミング法とは名前が示す通り、医師が女性にセックスをおこなうタイミングを指導するものです。そして、その際におこなわれるのが経腟超音波検査による卵胞チェックです。何を調べるのかというと、卵胞の大きさを計測するのです。

先に述べたように、排卵する卵子は、卵胞という卵子を包む袋が日を追うごとに大きさを増していきます。排卵は、卵胞の直径が平均22㎜で起こるといわれています。

ですから、医師はこの卵胞の大きさを経腟超音波検査で計測し、排卵の時期を予想するわけです。

「不妊ルーム」での経験からいえば、この検査にも問題がないわけではありません。というより、実はこのタイミング指導により、状況をさらに悪化させるカップルが多いのです。

問題点のひとつは、「平均」22㎜で排卵するということです。これはあくまで平均値であって、18㎜で排卵する人もいれば、30㎜になっても排卵しない場合もあります。また、同じ女性でも、生理周期が違えば、排卵するときの卵胞の大きさは同じとは限りません。ですから、このタイミングというのが、当たりそうで当たらない場合も多いのです。

排卵前の卵胞の大きさをチェックしてタイミングを指導し、セックスした翌日にもう一度卵胞チェックをおこない、前回観察された卵胞が消失していれば、指導がうまくいったということになります。しかし、不妊治療の現場でも、ここまで丁寧なタイミング指導はおこなわれていないのが現実です。

もうひとつの問題は、タイミング指導そのものがカップルにとっては、大きなストレスになるということです。ある女性は、生理のときに憂うつになり、それからしばらくして医療機関に出向いて内診を受けなければいけないかと思うと、月に2回、憂うつになるといいます。

また別の女性はタイミング指導の説明を受けたときに、「これで無駄なセックスはしなくてすむ」と喜んだといいます。しかし実際にタイミング指導がはじまると、月を追うごとにセックスにプレッシャーを感じ、セックスレスになってしまったそうです。それで「これではいけない」と思い直し、パートナーとも話し合って、医療機関から離れてみたところ、再び復活することができたそうです。

このように、タイミング指導を繰り返した結果参ってしまい、不妊治療が嫌になってしまうカップルも少なくないのです。

病院に行かなくてもおめでたチャンスはわかる！

医療機関でおこなう卵胞チェックと、カップルが自分たちでおこなえる「1週間基礎体温法」+排卵日検査薬と、どちらがより有効でしょうか? どちらにも長短はありますが、私は自分たちでできる方法が、いくつかの点ですぐれていると思います。

精度に関しては前に説明したように、医師が指導した日に必ず排卵するとは限らないことはあきらかだと思います。また、不妊治療の現場ではタイミング指導がおざなりになっている傾向があり、排卵後のチェックはおこなわれていないところが多いのです。入念におこなえばおこなうほど、女性のほうが精神的に参ってしまうこともあります。

何よりも卵胞チェックをおこなう場合には、実際に医療機関に出向き、内診を受けなければなりません。これは女性にとって大きなストレスになっているようです。

医師が指導した日に必ず排卵するとは限らないことは、知っておくべきです。また、卵胞チェックによるタイミング法では、「ピンポイント・セックス」に陥りやすいので注意が必要です。

「1週間基礎体温法」+排卵日検査薬併用の「ハイブリッド法」のすぐれている点は、医療機関に出向く必要がない=内診台に乗らなくてもいいことです。また、基礎体温表を自分で記入することにより、自分の排卵のリズムもわかってきます。

ハイブリッド法をおこなっていく際に大切なことは、「1週間基礎体温法」と排卵日検査薬の使用を同時におこない、その結果を対応させて記入することです。もちろん1週間という期間にこだわる必要はありません。心配なら基礎体温を測定する期間を前後に延ばすなど、柔軟に対応しましょう。

タイミング法とハイブリッド法の精度の違いは何ともいえませんが、心理的なストレスを考えると、ハイブリット法のほうがすぐれていると思います。女性の年齢にもよりますが、ハイブリッド法をしばらくおこなって、それでも妊娠に至らないのであれば、それから医療機関のドアをノックするのでも、遅くないと思います。

「排卵しているか」気にしすぎないことも大切

これまで、妊娠するには排卵日を知ることが重要であること、そのための方法として、「1週間基礎体温法」や排卵日検査薬を用いる方法についてお話ししてきました。

しかし中には、基礎体温表などには問題がなくても、排卵していないケースもあるのです。

たとえば、卵が順調に育って卵胞が大きくなっても排卵せずに終わってしまうLUF（黄体化未破裂卵胞）という現象が知られています。LUFの場合、卵胞は黄体に変化しますので黄体ホルモンも分泌され、見かけ上はきれいな二相性の基礎体温になります。まったくホルモンバランスに問題のない女性でも、10回の排卵に1回程度はLUFが起こっていると指摘する婦人科医もいます。ですから、基礎体温表のみで、排卵していると確実にいうことはできません。

では、排卵日検査薬ではどうでしょうか？　排卵日検査薬は、排卵命令ホルモンであるLHが尿中に排泄されたものを感知します。そして、このLHサージのピークから、16～24時間以内に排卵するといわれています。しかし、LHはあくまでも排卵を促すホルモンであって、実際に排卵するかどうかはなんともいえないのです。したがって、LHサージが認められても、排卵しないこともあり得ます。

こう考えると、排卵という現象がとてもややこしく思えてきます。しかし私は、排卵しているかどうかに神経質にならないことが、とても大切だと思います。

排卵日検査薬で陽性から陰性に戻り、そして、基礎体温が低温期と高温期の二相に分かれていれば、排卵していると考えるのが自然です。

　後述しますが、妊娠はストレスとも深くかかわっています。排卵しているかどうかと気をもむよりも、おおらかな気持ちでいるほうが、あなたのほうに妊娠を引き寄せることができるのです。

STEP2 おめでたのチャンス到来！排卵日の過ごし方

おめでたチャンス「ゴールデン5days」の見つけ方

「1週間基礎体温法」で排卵日を予測したら、次はその「おめでたチャンス」を活用することが大切です。

私が考える「おめでたチャンス」は、最低体温日の前日から高温期初期の5日間です。なぜなら、23ページの図で示したように、統計的にはこの5日間でほぼ100％近く排卵が起こるからです。

私は、以前出した『妊娠レッスン』（主婦と生活社刊）という本の中で、この5日間を「ゴールデン5days」と名付け、セックスの回数を増やすと妊娠率がアップすると述べました。そして実際に『妊娠レッスン』の読者から、「本を読んだその周期に妊娠できました」「不妊治療でも妊娠できなかった私が3カ月で妊娠できました」などというお礼メールをたくさんいただいたのです。

では、どのようにすれば前もってこの「ゴールデン5days」がわかるのか――

それを教えてくれるのがＳＴＥＰ１で述べたＮサインなのです。

「１週間基礎体温法」を何周期か繰り返していくうちに、自分のリズムがわかり、Ｎサインのあらわれる時期もわかるようになっていくでしょう。

それをより確実に知る方法が、排卵日検査薬の併用ということになります。「１週間基礎体温法」をおこなっている間は、排卵日検査薬を７日分使いきるくらいの気持ちでいたほうが効果的だと思います。

排卵日検査薬と基礎体温表の対応を示すと、50〜51ページの図のような対応になることがほとんどです。

ＬＨサージを思い出してください。卵胞の中で卵が成熟して、排卵スタンバイ状態になると、まず、エストロゲンの急上昇（エストロゲン・スパイク）が起こります。それによって、低温期の基礎体温はさらに一段下がることになります。そして数時間遅れで、今度はＬＨサージが起こります。これによって尿中にＬＨが大量に出てきますので、排卵日検査薬はこの最低体温日に強い陽性反応が出ます。

なお、多くの女性が〝排卵日検査薬陽性＝排卵〟と思っていますが、これは間違いです。排卵は、ＬＨサージから遅れること16〜24時間後に起こります。したがって、排卵が起きているタイミングでは、排卵日検査薬にもはや強い陽性反応は認められず、弱陽性、もしくは陰性となってしまっている場合が多いのです。ですから、「排卵日検査薬はマイナスからはじめてマイナスに戻るまで使用する」と頭の中にインプットしてください。

ほとんどの場合、「ゴールデン5ｄａｙｓ」は「1週間基礎体温法」をおこなっている期間に含まれます。基礎体温表の場合は最低体温日の前日から、排卵日検査薬の場合は陽性反応が強く出たら、「ゴールデン5ｄａｙｓ」のはじまりだと覚えておきましょう。

排卵日は1日なのに5日間必要な理由

ここで、排卵は1回だけなのに、なぜ5日間も必要なのかと疑問に思うかもしれませんね。

その理由として、まず排卵日を特定するのが難しいことがあげられます。

たとえばSTEP1の終わりで説明したLUFという現象は誰にも起こり得ます。LUFの場合、LHも急上昇しますから、排卵日検査薬も反応しますし、黄体も形成されますから基礎体温は低温期と高温期に分かれた二相性を示します。当然Nサインもあらわれます。ですから、排卵日検査薬や基礎体温表で100％排卵を知ることはできないのです。

もうひとつの理由は、「ピンポイント・セックス」を避けるためです。医療機関でタイミング指導を受けた女性なら誰しも痛感すると思いますが、医師に卵胞チェックをおこなってもらい、排卵しそうな日を指導されると、その日にしかセックスをしない「ピンポイント・セックス」になりがちなのです。その結果、不妊治療をはじめてからセックスの回数が激減したという訴えを、私は数多く耳にしてきました。

そういう点からも、「ゴールデン5days」という言い方で、排卵すると思われる時期を少々ファジーにしておくことは、ひとつの知恵だと思います。

排卵したとき、そこに精子が存在していることが、妊娠の大前提です。そして、排卵日前後の5日間にセックスを数多く、あるいは頻繁《ひんぱん》におこなうことが、妊娠率を高めます。

もちろんカップルによって、さまざまな事情もあるでしょう。理想は検査薬が陽性になった日からの3日間です。しかし、そのことにとらわれすぎる必要はありません。

知っているようで知らない妊娠のしくみ

ここで、妊娠とはどういう現象なのか、少し詳しく説明していきましょう。

私たちは結婚をして避妊をしなければ、そのうち妊娠する、そうしたことを当然のことと思っていますし、多くの人は実際そのようになっています。しかし実は女性の体の中で、神秘的というか奇跡的な出来事の連続の結果として妊娠に至っているのです。

妊娠するためには、精子と卵子が出会うことが前提となります。それは男女がセックスを交わすことによって可能となります。通常1回のセックスで、女性の膣の中に1~3億という精子が放出されます。しかし女性の膣内は、外界の微生物などの感染から身を守るために弱酸性に保たれています。そして精子のほうはその構成成分のほとんどがタンパク質ですから、酸に弱いのです。放出された精子の99％以上は腟の中で死んでしまいます。

ではそんな精子が、いったいどのようにして子宮の中に侵入していくのでしょうか？

精子はオタマジャクシのような形をしており、その尻尾は鞭毛《べんもう》といいます。精子は鞭毛運動によって前進していくわけですが、そのスピードは毎分2㎜程度といわれています。

イメージ的には、精子はゆっくりと子宮へと向かって進んでいくように思う人もいるかもしれませんが、実際は違います。子宮の断面はくびれた茄子《なす》のような形をしていますが、スポイトのようにも見えます。実は精子の子宮への侵入は、このスポイト現象によって、一瞬の出来事だといわれています。また女性は、排卵前後には頸管粘液の分泌が高まります。頸管粘液は弱アルカリ性なのですが、そのpHと精液のpHは同じなのです。ですから運よくこの頸管粘液の中に潜り込んで、スポイト現象によって子宮の中に吸い込まれた少数の精子が生き残るわけです。

しかし人間の体は、異物を認識してそれを排除するという「免疫システム」が発達しています。精子は女性の体の中に本来存在しない〝異物〟です。そのため、子宮の中に白血球などが動員されて、精子を排除しようとします。こうした攻撃から逃れた精子が、鞭毛運動によって卵管の中へと進んでいきます。

卵子は、卵管の途中に位置する卵管膨大部と呼ばれる場所で、精子との出会いを待っています。卵子の近くまでたどり着ける精子は数百程度。ところが、卵子という本丸を守るべく、まわりを「卵丘細胞」という細胞が幾重にも取り囲んでいます。そしていわば最後の戦いともいえる、この卵丘細胞の間をかいくぐって、最初にたどり着いた精子のみが卵子と出会うことになるのです。

数億の精子から最後のたった1匹の精子が生き残るという、熾烈なサバイバルレースが、女性の体内で展開されているわけです。

精子はATP（アデノシン3リン酸）という物質をエネルギー源として、鞭毛運動で進んでいきます。そして、卵子にたどり着いた精子は、もはや運動をする必要がなくなるわけですが、最後に残されたATPエネルギーの放出によって、精子が卵子の中に侵入した瞬間、卵子をグルグル回転させることが観察されています。これを精子の〝勝利のダンス〟とも〝命のダンス〟ともいいます。

それでは一方の卵子のほうには、サバイバルレースはないのでしょうか？

卵子は毎月、左右のどちらかの卵巣から1個のみ排卵されます。ですからこうした生存競争がないように思われるかもしれませんが、実は卵子にも熾烈《しれつ》なサバイバルレースがあるのです。

卵子のサバイバルレースは、卵巣という器官の中で常時おこなわれています。排卵される1個の卵子は、約2カ月前に眠りから覚め、成熟をはじめます。このとき、数十とも数百ともいわれる卵子が同時に目覚めて、排卵に向けて成熟しているのです。

しかし、そのうちの1個の卵子は、ほかの卵子を圧するように、卵子を包んでいる卵胞という袋が日を追うごとに大きくなっていきます。それを主席卵胞といいますが、この卵胞のみがその月の排卵という権利を得るわけです。

ですから、妊娠の第1段階の受精という出会いは、ともにサバイバルレースを勝ち抜いた精子と卵子の出会いともいえるわけです。

卵管膨大部で受精した卵子＝受精卵は、5〜6日という長い時間をかけて、卵管の中をゆっくりと子宮に向かって移動しはじめます。その移動している間に、受精卵は分割という細胞分裂を繰り返し、細胞の数を増やしていきます。そして受精卵が子宮内膜に潜り込んだ瞬間が着床であり、妊娠の成立となるのです。

精子も卵子も、生存時間は短い

これまで述べてきたように、妊娠は精子と卵子が出会うことによってはじめて可能になります。しかし、精子にも卵子にも寿命があります。そして、その寿命はとても短いのです。だからこそ妊娠という現象は奇跡の連続であるともいえます。

精子は女性の体内で、3日～1週間生存可能といわれていますが、先ほど述べたように、99％は極めて短時間のうちに膣内で死んでしまいます。そして、うまく子宮内に潜り込めた精子も、免疫システムとの戦いの中で数を急速に減らしていくのです。

一方、卵子の寿命は精子以上に短く、2日程度しか生存できないといわれています。さらに、その生存期間中に精子を受け入れることができるのは、12時間程度ともいわれています。

このことからも、妊娠するためには、タイミングよくセックスすることがいかに大切かということが、おわかりいただけると思います。そのグッドタイミングを知るための方法が「1週間基礎体温法」なのです。

精子は年をとらないが、卵子は年をとる

精子と卵子には、決定的というより、宿命的ともいえる大きな違いがあります。ひと言でいえば、「精子は年をとらないが、卵子は年をとる」ということです。しかし、このことを知らない女性は、意外に多いのです。

女性は生まれたときから、左右の卵巣あわせて200〜300万個の原始卵胞と呼ばれる、卵のもとのような細胞を持っています。その数は出生時より、母親の体内にいる胎生期8カ月頃が一番多いともいわれています。そして生まれたときから、その原始卵胞の数は、時間とともに確実に減少していくのです。

初潮を迎えて生理がはじまる頃には、3分の1〜10分の1程度にまで減少しているといわれ、その減少は閉経に至るまで続いていくのです。さらにいえば、生まれたと

きから時間の経過とともに、原始卵胞も年をとっていくわけです。ですから40歳の女性の卵は、30歳の女性より10歳年上といえます。

では精子はどうでしょうか？　精子は精母細胞という細胞からつくられるのですが、この細胞は細胞分裂することによって、精巣の中で増えるのです。そしてひとつの精母細胞から、約2カ月間の成熟期間を経て4つの精子となります。つまり射精で出てくる精子は、いつもできたての精子といえるわけです。ここに精子と卵子の宿命的な違いがあります。

男性の場合、60代、時には70代でも、若い女性との間に子どもが産まれたという話を聞きませんか。しかし逆に、若い男性と50歳以上の女性との間で、自然妊娠したという話は聞いたことがないでしょう。

高齢の卵は、受精してもその後受精卵の分割がストップしてしまうということも少なくありません。それが流産であり、女性の年齢が高くなるにつれて、流産率が上昇してくる理由でもあるのです。ですから私は、「二人目を考えているならあまり時間を空けないように」とアドバイスするわけです。

女性の卵子は、時間とともにエイジングしていく（年をとる）ということを覚えておいてください。

「セックスの回数が多いと妊娠率が下がる」という誤解

「セックスの回数が多すぎると精液が薄くなり、かえって妊娠しづらくなるのではありませんか？」

この質問を、私は本当によく受けます。また、実際に婦人科に通院されている女性で、医師から「タイミング指導をした日以外は、排卵期に夫婦生活はもたないでください」というアドバイスを受けている人にも、何度もお会いしました。

しかし、私はこうした考えは、間違っているとはっきりいえます。

不妊治療を専門的におこなっているある医療機関では、人工授精を排卵期に2日間連続でおこなっているそうです。さらにその医師は人工授精をおこなう前後にも、夫婦生活をもつようにとアドバイスしているそうです。こうすることで、1回の排卵周期に4回精子と卵子が会うチャンスをつくろうとしているわけです（私は、このやり方ではパートナーのほうが大変だろうと想像しますが)。

また、体外受精に力を入れているある医療機関では、採精した精子の状態がよくないと、1時間後にもう1度採精してもらい、あとの精子を使うそうです。2回目に採精した精子は、数は減っていても、運動率が格段によくなっている場合が多いからです。

逆に、セックスの回数が少ないと、古い精子がストックされてしまうことになります。先ほども述べたように、精子は精母細胞という細胞からほぼ無限につくられ、約2カ月間で成熟精子になるからです。

妊娠に必要なのは、トータルの精子の数ではなく、元気のよい直進性のある精子です。だから、セックスの回数が多いと妊娠率が下がるというのは、間違いなのです。

ちなみに、私のこれまでの長い不妊相談の経験上、セックスの回数を減らすようにアドバイスしたカップルは1組だけです。そのカップルは、生理期間中以外は、1日も欠かさず夫婦生活をもっていました。それで私は、生理終了後しばらくと、高温期の後半の回数を減らすようアドバイスしたのです。その夫婦はそのアドバイスが奏功したのか、短期間で妊娠しました。

しかし一般的には、セックスの回数は時間の経過とともに減っていくというのが現実なのではないでしょうか？

繰り返しになりますが、妊娠に必要なことは、排卵したときに精子が存在していることです。「ゴールデン5ｄａｙｓ」がわかったら、どのように過ごすかも大切なのです。

セックスの〝質〟と妊娠率の関係

これまで、セックスの回数と妊娠の関係について、お話ししてきましたが、

「セックスの質は妊娠に影響しますか？」

と質問されたら、私は、「間違いなく影響する」と答えます。

性的興奮度と妊娠率の関係といったことは、あまりにプライベートなことであり、こうしたことを客観的に調べることも、科学的根拠を得ることも困難です。それでも、私は性的興奮が妊娠に影響すると思うのは、状況証拠のようなものがあるからです。

ある女性からは、こんなメールをいただきました。

「結果的に流産に終わってしまったものの、一度だけ妊娠した経験があります。その妊娠に至ったセックスは、二人がアダルトビデオを鑑賞しながら、その勢いでセックスしたときで、私自身これまでに経験したこともない高揚感と興奮を感じました」

では、なぜ性的な興奮が高ければ、妊娠しやすくなるのか？ それは頚管粘液の分泌量がより高まることも一因だと思います。

妊娠の成立のところで述べたように、膣内は弱酸性ですから、タンパク質でできている精子は、ほとんどそこで死んでしまいます。しかし、頚管粘液と精液のpHは同じ弱アルカリ性であり、うまく頚管粘液に潜り込んだ精子は生存可能です。膣から子宮内への精子の移行は、スポイト現象による一瞬の出来事ですから、性的興奮度が高ければそのスポイト現象も、より強い陰圧で子宮内へと吸引されると考えられます。

不妊治療で長期間タイミング指導を受けていても、妊娠しないというカップルはたくさんいると思います。その理由として考えられるのは、医師の指導した日にしかおこなわない「ピンポイント・セックス」になりやすいことに加え、そのような半強制的なセックスが性的興奮を弱めてしまうからではないでしょうか。

「がんばらない人」ほど妊娠を引き寄せる

これまで「ゴールデン5ｄａｙｓ」の重要性について述べてきました。しかし、その期間は変に気負わずに平常心で過ごすのが一番だと思っています。

私がそう考えるのは、「不妊ルーム」で妊娠反応が出た女性にその事実を告げると、

「今回妊娠したのは本当に意外でした」

「今周期はまったく期待していませんでした」

などと答えられることがとても多いからです。そう、妊娠に対して意識過剰になりすぎないほうが、妊娠を引き寄せやすい傾向があるのです。

とはいえ、「おめでたチャンス」がやってきたかと思うとどうしても気持ちが高揚してしまうというのも、わからないでもありません。とくに女性の場合、排卵は月1回、それもたった1個であり、さらにその時期を特定するのも困難です。セックスの

たびに数億という数の精子を放出する男性とは、1回1回の重みが違います。

だからといって、女性のほうから排卵が近いということを、パートナーに強いシグナルとして送るのもどうかと思います。女性の気持ちが前のめりになってしまうと、男性がそれをプレッシャーに感じたり、逆に引いてしまうケースがとても多いのです。ですから、あえてさりげなく振る舞うことも大切です。

また、排卵前後というのはホルモンバランス的にもはつらつとしており、新しいことをはじめたり、ダイエットがうまくいく時期でもあります。そのようなときに排卵にだけ意識を向けるのは、もったいない気がします。

一方、男性側に求められるのは、女性側の事情を知っておいて、さりげない気配りを見せることです。女性は「ゴールデン5days」が近づいたら否応なしに意識が高まってくるわけですから、男性はそういった雰囲気を感じたら、それにうまくあわせていくことが大切です。女性の性格もそれぞれ、カップルの考え方も十組十色ですから、自分たちにとってちょうどいいスタイルを考えてみてください。

こうしたことは非常にプライベートでデリケートな問題でもあるので、すべてのカップルにあてはまる処方箋というものは存在しません。

ご参考までにいくつか具体例をご紹介しますと、不妊治療を受けていたある女性は、タイミング法をおこなうようになってから、結婚前のようなラブラブ気分のセックスは夢のまた夢になってしまいました。唯一効果があったと思われるのは、ラブホテルを利用したことだったそうです。

また、排卵日検査薬に陽性反応が出ると、それをご主人の携帯にメールで知らせるという女性もいました。それをポジティブに受け取る男性もいましたし、逆にそのことを負担に感じて、残業したり、同僚と飲んで遅く帰るという男性もいましたから、善し悪しは、なんともいえません。

また、ある女性は排卵が近いことを直接口頭で伝えづらいため、基礎体温表をトイレの壁に貼り、そこに排卵日検査薬の結果の＋、－を書き込んだとのことでした。このカップルの場合、男性がとても積極的で、排卵日が近づいたら早く教えてほしいといわれていたため、このような方法をとっていたそうです。しかし、すべての男性にこの方法が有効とは限りません。男性というのは、女性が考えている以上にデリケートなのです。

あるカップルは、パートナーと話し合い、考え方を修正することで妊娠に至りました。

「うちはその時期が来ると、夫のほうも『今日は有力な日?』『まだ可能性はあるの?』と気にするようになっていたのですが、これではいけない……と思い二人でお互いへの気持ちを再確認し合い、『セックスは愛ですするんだよね?』という基本へ帰りました。

それから2カ月で妊娠です。本当に驚きました。赤ちゃんへのこだわりもなくなっていたので、妊娠検査薬のこともあまり意識しませんでした」

仕事にもダイエットが必要です

「1週間基礎体温法」を試みて、「ゴールデン5days」も読み取れるようになったけれども、自分自身も、そしてパートナーも仕事が忙しく、なかなか夫婦生活をもてない……中にはこのような人もいるかもしれません。

とくに近年は女性の社会進出が進み、男性同様の責任、労働量の仕事をこなしている女性も少なくありません。そうなると、妊娠に近づくこと自体が難しくなってきます。それが何年も続いてしまうと、妊娠しづらい年齢になってしまったり、妊娠を望むことに疲れ果ててしまった……ということにもなりかねません。

あくまでもひとつの提案ですが、「仕事をダイエットする」ということを考えてみてはいかがでしょうか。

ダイエットは健康や美容のために、食事制限することを意味します。同様に、自分の仕事を見直し、「ダイエット」することはできないでしょうか。

ある銀行勤務の女性は、責任ある仕事を任され、仕事にやりがいも感じていたそうです。しかし、30歳になったとき、10年後の自分の人生をイメージして、考えを改めました。そうしてそれまでのハードな仕事から、軽い仕事の部署への異動を自ら申し出たそうです。子どもを二人持つ人生を設計した彼女は、今その通りの人生を歩んでいます。こうした行動は、男性より女性のほうがとりやすいように思います。

「仕事ｏｒ子ども」という二者択一ではなく、「仕事ａｎｄ子ども」と、欲張ってもいいと思うのです。しかし両方を完璧にというのは、やはり難しいでしょう。彼女のように、自ら「仕事をダイエットする」というのも、ひとつの選択肢だと思います。それには、周囲の人々に相談したり、協力を得ることが不可欠です。

また、編集の仕事をしていたある女性は、「不妊ルーム」で妊娠し出産したあと、二人目も希望ということで、数年後に再度「不妊ルーム」を訪れました。私が「仕事へは復帰したのですか?」とさりげなく聞くと、「子どもを産んで子育てをしてみると、編集の仕事より、子育てにやりがいを感じています。それで二人目を希望して来院しました」と述べたのが印象的でした。

これから、どのようなライフプランニングを立てるのか……それを夫婦で一度話し合ってみることも大切だと思います。

STEP3

「おめでた力」がアップする毎日の習慣

「ゴールデン5days」以外の日の過ごし方が大切

「ゴールデン5days」をいかに有意義に過ごすかということは、裏を返せば、それ以外の日をどのように過ごすのかということと密接に関係しています。

この5日間以外に、ほとんどまったくスキンシップをおこなわないで、「さあ、大切な5日間だから」と意気込んでみても、男性は女性よりもデリケートな部分もありますから、かえって引いてしまう場合が少なくありません。

また、「ゴールデン5days」は妊娠しやすい時期でもありますが、この期間に「毎日セックスをもちなさい」ということではもちろんありません。そのような無理強いは、男性のほうが精神的に参ってしまい、逆効果です。寝室のベッドの棚に不妊関係の本を置いたり、女性のほうから排卵についての話をパートナーにあからさまに説明するのもNGです。

「ゴールデン5days」を有意義に過ごすには、それ以外の日のスキンシップが大切です。常日頃、カップルが親密なコミュニケーションをとり、お互いに何でもいい合える間柄を日常的にキープできているのであれば、とくにその5日間を意識することもないでしょう。

難しいかもしれませんが、結婚して時間が経っても新鮮な気持ちを忘れないでください。二人が出会った頃、恋人時代に出かけた場所に、もう一度行ってみてはどうでしょうか。たまには贅沢してホテルのラウンジで飲むのもいいかもしれません。日頃から、二人の心の距離を近づける工夫をするのは本当に大切なことです。

「妊娠は忘れた頃にやってくる」と私はよくいいます。一見妊娠とは関係がないようなことが、意外にも妊娠へとつながっているのです。

「セックス＝子づくり」になっていませんか？

「ゴールデン5ｄａｙｓ」、つまり排卵前後のタイミングでのセックスは、確かに妊娠につながりやすいといえます。

では、この5日間以外の日、たとえば高温期の真ん中にセックスをするのは無意味なのでしょうか？　私はそうではないと思います。

ここで、セックスとは何か、改めて考えてみましょう。

妊娠ということを考えるあまり、気持ちが前のめりになると、「セックス＝子どもをつくること」と目的化されてしまいがちです。そういう状態になればなるほど、セックスそのものが味気なくなり、妊娠から遠ざかってきてしまうことにもなりかねません。

セックスは二人の愛を確かめ合う手段でもあるはずです。そのことを忘れて子づくりに専念するというのは本末転倒だと思います。

これはアメリカでの話ですが、ある婦人科のドクターが不妊に悩むカップルに対し、検査や治療をおこなう前のいわば助走期間に、ただひと言「セックスの回数を現在の2倍にしなさい」とアドバイスしたそうです。その結果、妊娠するカップルが続出したというのです。

このように、排卵日を意識したセックスだけがすべてではないのです。

理想体型と妊娠できる体型は違います

あるとき、栄養学を専門とする医師の講演を聴いたことがありました。その医師は、1枚の絵をスライドで提示しました。それはルネッサンス時代の母親の象徴ともいえる「聖母マリア」の絵でした。

「皆さん、マリア様はやせているように見えますか？　太っているように見えますか？」

医師のその質問に、ほとんどの人が「太っている」ほうに挙手をしました。しかし、医師はこう続けました。

「ルネサンス期は、こういう体型の女性が多く描かれているのです。ということは、あの時代は、こうした体型が女性の理想であったわけです」

ルーブル美術館の至宝、レオナルド・ダ・ヴィンチの「モナリザ」も、私にはやせているようには見えませんが、これは現代人ならではの感覚なのかもしれません。

では、医学的にはどうなのでしょうか? 女優やモデルなど、女性が理想体型と思っている方は、医学的見地からは「やせ」ということになります。

ＢＭＩ(ボディ・マス・インデックス)という指標をご存じでしょうか?「体重(kg)÷身長(m)÷身長(m)」の計算式で出されるもので、男女ともに22が理想とされています。これは、統計的にＢＭＩ値22の人が、もっとも病気にかかりにくいことが知られているからです。日本肥満学会はＢＭＩ18・5〜25・0を正常範囲としており、18・5未満は「やせ」と判定されます。

たとえばフィギュアスケートの浅田真央さんは、プロフィールによると、体重が47kgで身長が１６３cmとなっています。計算すると47÷1・63÷1・63で、ＢＭＩは17・7になります。フィギュアスケートではベストなのでしょうが、少しやせすぎという評価になるでしょう。

妊娠を考えているならば、ダイエットについても注意が必要です。肥満が多嚢胞卵巣《たのうほう》など不妊に至る病気を引き起こすことはよく知られていますが、やせすぎも妊娠しづらい状態をつくるからです。また、やせている女性が妊娠した場合、生まれてくる子どもに低体重児が多いという傾向が見られます。

妊娠すれば、否応なしに体重が8～10kg増えます。そして、妊娠の継続には、「体力」が必要です。もしあなたのBMIが22以下であれば、体重のことはそれほど気にしなくていいのではないでしょうか。ダイエットは産後にだってできるのですから。

鉄欠乏性貧血にご用心

妊娠反応が陽性となって病院へ行き、妊娠と同時に重症の貧血がわかったとしたら、それはとても困ったことかもしれません。

なぜなら妊娠すると、月を追うごとに体重は増え、臨月ともなると、8～10kg体重が増えるからです。妊娠していなくてもフラフラだったあなたが、その重さを抱えて暮らさなければならない、しかもお腹の中で子どもは、日々大きく育っていくのです。

生殖年齢にある女性は毎月生理があるため、毎月一定量の出血があります。血液は鉄がないとつくれませんが、鉄は体の中では合成されません。毎月、失う鉄に見合うだけの鉄が補充されなければ、女性は必ず貧血になるわけです。生殖年齢にある女性の三人に一人は、貧血もしくはその予備軍だといわれています。女性と鉄欠乏性貧血は切っても切れない関係にあるのです。

妊娠すると薬の種類が制限されますし、つわりなどで飲めなくなるということも少なくありません。ですから、妊娠を望むのであれば、まずあなたの貧血の有無のみならず、体の中に鉄が十分ストックされているか（鉄動態）チェックしておくことが大切です。鉄動態のチェックは、医療機関で「鉄欠乏性貧血の検査をしてください」と申し出れば、おこなってくれます。

貧血は、健康診断などの項目に含まれている血液検査のヘモグロビン（Hb）によってわかります。血は赤い色をしていますが、ヘモグロビンはこの血を赤くするもとで、日本語では血色素量といいます。この値が12g／dl以上であれば、一応基準内であると考えていいでしょう。しかし、数値が12を切っていた場合には、必ず鉄動態のチェックをおこないましょう。13に達していない方も、なるべくチェックすることをおすすめします。

生理が重かったり長く続いたりした場合、貧血という症状が前面に出てきます。しかし現在貧血の症状がなくても、体の中に蓄えられている鉄が少ない場合には、貧血予備群と考えられます。

妊娠を考えるのであれば、まず鉄欠乏性貧血の心配のない「鉄人」になることを心がけてください。それはあなたが健康的な妊娠ライフを送るために大切なことです。

貧血が軽い状態であれば、薬に頼らなくても、鉄分の多い食事を続けることで、鉄動態は改善されます。

排卵誘発剤だけでも「おめでた力」がアップする

不妊診療の現場では、排卵を促すために「排卵誘発剤」という薬がよく使われています。「不妊ルーム」では、クロミッド（一般名。クエン酸クロミフェン、フェミロン、セロフェンなども同じ薬）を処方しています。これは不妊治療で最もよく使われている薬であることは間違いありません。そして、この薬によって子どもを授かったカップルは、数知れないと思います。不妊治療の「福音」ともいえます。

クロミッドの働きは、直接卵巣を刺激するのではなく、視床下部に働いて、卵巣へのホルモン刺激を促すものです。わかりやすくいえば、ビリヤードの玉を突いて、突かれた玉が次の玉を動かすという感じです。間接的である分、より安全ともいえます。

この薬のいいところは、生理周期に同調して用いることです。卵が育ちはじめるタイミングで、生理の3日目あるいは5日目から服用します。そのため生理周期のリズムを崩さない、つまりは干渉が少ないのです。

あるとき、はじめてクロミッドを服用した女性が、基礎体温表を不思議そうに眺めながら、こんなことをいいました。

「このクロミッドという薬はちょっと変ですよね？　生理中に飲んだのに、なんで飲み終わってしばらくしてから効果が出てくるのですか？　こんな薬ははじめてです」

確かに、インフルエンザにかかってお医者さんに行き薬を処方してもらったら、飲み終わって1週間後に効果が出はじめたのでは話になりません。私はこうしたクロミッドの効果を、当たり前と思って使っているためなんの不思議もないのですが、はじめて服用した方にはクロミッドというのは、摩訶《まか》不思議な薬と映ったのでしょう。

しかしクロミッドには、長期間連用して使うと子宮内膜が薄くなる、あるいは頸管粘液が減少するといった副作用が認められることがあります。そのため、3～4周期使用したら1回休むというような使い方が一般的です。

漢方薬の役割はファンデーションと同じ

妊娠には漢方薬が効果的だと聞いたことがある人は多いのではないでしょうか。実際、「不妊ルーム」へ相談にお見えになる女性は、漢方薬を希望されることがとても多いのです。

そのような方は「体質を改善したいので、漢方薬をお願いします」「妊娠しやすい体質になる漢方薬をお願いできませんか?」などといわれます。多くの人は、漢方薬というのは体質を改善する薬だと認識しているようです。

しかし私は、あくまでも妊娠に限ってのことですが、漢方薬の体質改善というのは少しニュアンスが違うと思っています。私は男性ですから化粧はしませんが、漢方薬というのは、化粧品でいうならファンデーションに相当するのではないかという印象を持っているのです。そう、体質を変えるというよりは、土台をつくるといったイメージです。

「不妊ルーム」では、漢方薬の服用だけで妊娠する人が、たくさんいます。そして、その漢方薬というファンデーションに加え、排卵誘発剤、黄体ホルモン製剤などの投与が、いわば口紅やアイシャドーのような役割を果たしてインパクトを与える、そういったイメージを私は持っているのです。ですから、「漢方薬＋クロミッド」で妊娠される方も多いのです。

「漢方薬は、1年も2年も服用するのですか?」という質問も受けますが、これはやはり、体質改善というイメージを持っているからでしょう。私は漢方薬の服用を、そうしたロング・スパンで考えていません。服用したその周期に妊娠するという人も少なくありませんし、服用2～3カ月で検査所見が改善されなければ、次なる漢方薬を考えます。

「不妊ルーム」では、その人その人にあった医療を取り入れていくよう努めています。そして毎月妊娠される人の8割が、漢方薬を服用しています。妊娠には漢方薬は効果的だと思います。

妊娠を助ける漢方薬

ここで、漢方薬がどれだけ効くかということの一例をご紹介しましょう。

ＰＣＯＳ（多嚢胞性卵巣症候群）で相談に見えた女性がいました。彼女はＰＣＯＳの典型といえる体格で、眉毛が濃く、少々肥満気味でした。また、お腹の上からの超音波検査でも、卵巣の中に排卵されない卵が周辺に密集しているというネックレスサインが認められるという方でした。

彼女が私にいった「前の先生にかかっていたとき、一日にクロミッドを3錠飲みましたが、それでも私は排卵に至りませんでした」という言葉が印象的でした。

ＰＣＯＳの場合によく使われる漢方薬が、温経湯《ウンケイトウ》という薬です。この漢方薬には、排卵を促す作用があることが知られています。また、「不妊ルーム」では、クロミッドを一日に3錠服用するということはおこなっていませんので、まず彼女に漢方薬を服用してもらいました。

さらに彼女は、ここ3カ月間生理がないということでした。生理がないことには妊娠もあり得ませんから、私は妊娠を起こすための黄体ホルモン製剤を5日間服用してもらいました。そして生理（正確には消退出血といいますが）が起きたあとで、生理の3日目からクロミッドを一日1錠5日間服用してもらったのです。

すると、クロミッドと温経湯の相乗効果なのでしょうか、2週間後に無事排卵が起きたのです。基礎体温は高温期に上昇して、その上昇は再び下降することはありませんでした。

そうです。彼女はそのまま妊娠してしまったのです。

西洋医学的なアプローチでは、クロミッド1錠で排卵しなければ、2錠、そして3錠などといった使われ方をするのが一般的です。

しかし、「不妊ルーム」では西洋医学の薬の切れ味と、漢方薬の持ち味をうまく組み合わせることによって妊娠に至るというのが特徴であり、もっとも多いケースなのです。

「おめでた力」がアップする漢方薬

●当《トウ》帰《キ》芍薬散《シャクヤクサン》

黄体機能不全、体の疲れ、冷え性、生理不順、生理痛などに。

●温経湯《ウンケイトウ》

排卵障害、月経不順、月経困難症、不眠症などに。

●桂《ケイ》枝《シ》茯苓丸《ブクリョウガン》

月経不順、月経痛、子宮内膜症などに。

●柴苓湯《サイレイトウ》

習慣性流産、不育症などに。

●八《ハチ》味《ミ》地《ジ》黄丸《オウガン》

男性の精子無力症などに。

●補《ホ》中《チュウ》益《エッ》気《キ》湯《トウ》

男性の乏精子症、勃起障害などに。

「高い漢方だから効く」とは限らない

漢方薬を使うことを考えたとき、どんなものを服用するかが重要になってきます。

今は街のドラッグストアでも漢方薬が入手できますが、漢方と名のつくものであれば何でもおすすめできるわけではありません。

まず、必ず管理薬剤師のいる薬局かドラッグストアで購入するようにしてください。あなたの相談によく乗ってくれて、症状にふさわしい漢方薬を選んでくれるお店を探してみましょう。

そして、病院でも処方されている漢方薬を出しているメーカーのものであるか確認してください。ただ、私が使用しているいくつかの漢方薬メーカーに直接聞いたのですが、一般の街の薬局の薬（ＯＴＣドラッグ。ＯＴＣは「オーバー・ザ・カウンター」の意味）は、薬の量が半分程度に抑えられているということです。それは安全性への配慮だと思います。

最近では、インターネットでも簡単に漢方薬を買えるようですが、診断というプロセスが入らない服用は、副作用の心配がありますから、私はおすすめしません。

また、料金的なこともとても大切です。漢方薬代が毎月2万も3万円もかかる、人によっては5万も6万円もかかったと聞くと、私のほうが驚いてしまいます。しかし、薬局で漢方薬を購入するのであれば、毎月の薬代は1万円以内と考えてください。

医師から漢方薬を処方してもらえば、薬にもよりますが、ひと月あたり本人負担が2000~3000円ですみます。そうしたことからも医療機関で処方してもらうのが一番だと思います。

女性ホルモンのモト、DHEAの驚きの効果

「不妊ルーム」では、排卵誘発剤や漢方薬のほかに、DHEAというサプリメントも取り入れています。

私が最初にこのサプリメントを知ったのは、体外受精に力を入れている不妊治療医

療機関のホームページでした。そこで紹介されていたDHEAの話を読んでみると、年齢が高く、採卵が難しくなった女性に、このサプリメントを摂取してもらうと卵を採取しやすい。そして、良好な受精卵になり、妊娠率が向上するとのことでした。そのときはそんなものと思っていたのですが、後日別の医療機関のホームページでも、同じようなことが書いてあるのを見つけたのです。そこには英語の論文も紹介されていました。それからこのサプリメントのことを私なりに調べ、勉強しました。

DHEAは女性ホルモンの前駆体、つまり原料です。女性は年齢が進むと女性ホルモンの分泌が低下してきます。それが妊娠しにくくなる一因とも考えられています。また、DHEAは年齢とともに減少してくることが知られています。

DHEAを服用することで良好な卵子が採卵できるのであれば、年齢が比較的高く、DHEAの低い女性でも、サプリメントを服用することで良好な卵子が排卵され、妊娠する例が増えるのではないか――私はこのように考えました。そこで37歳以上でDHEAの値が低い人を対象にこのサプリメントをすすめてみたところ、妊娠する例が増えはじめたのです。

DHEAはサプリメントであるため、インターネットなどで購入することも可能です。しかし私は安易に服用すべきでないと考えています。というのは、ＤＨＥＡは男性ホルモンの原料でもあるからです。男性ホルモン、女性ホルモンは、男性の体にも女性の体にも存在します。そのため、ＤＨＥＡを服用すれば、女性ホルモンだけでなく男性ホルモンも上昇してくる可能性があるのです。

ですから、ＤＨＥＡとともに男性ホルモンの値を測定した上で、摂取する際の適用量を判断すべきだと思います。こうしたことは、やはり医療機関でないとできません。最近では、ＤＨＥＡの使用により、40歳以上の妊娠例も増えていますが、医師の指導のもとに服用することで、より安全でより高い効果が期待できるように思います。

ママ希望だからこそ受けてほしい乳ガン検診

婦人科などでは、妊娠を考えている女性向けに「ブライダルチェック」「プレママチェック」といった検査をおこなっています。こうした検査で見つかる病気などもありますから、受けるに越したことはありません。しかし、私は何より乳ガン検診を受けてほしいのです。

どんなガンであれ、ガンはすべての年齢の人がかかり得る病気です。しかし、一般的にガンは、加齢とともに増加していくことも事実であり、老化現象の一環ともいえます。こうした中で、女性特有のガンといえる子宮ガンと乳ガンの検診は、とても大切です。

厚生労働省は、厚生省の時代から子宮ガン検診を啓蒙《けいもう》してきましたので、日本人女性は子宮ガンチェックを受ける人が多いのです。しかし一方で乳ガンチェックを受ける女性が少ないのが現実です。子宮ガンは20代後半から、乳ガンも30歳を過ぎると、珍しいガンではなくなります。日本人女性の乳ガンには、30代後半〜40代前半に、ひとつのピークがあるのが特徴です。

これまで妊娠の話をしていたのに、なぜ乳ガンの話が出てきたのかと、不思議に思うかもしれません。

最近私のまわりでも、若い女性の乳ガンの話をあちこちで耳にしています。ある女性は、24歳で結婚した直後に、胸に小さなしこりが発見されたのですが、医師からは、「問題ないでしょう」ということで様子を見ていました。そして妊娠、出産してしばらく経って再度受診をしたところ、ガンが胸全体に広がっていてもはや手遅れの状態で、26歳で亡くなりました。

こうしたことが起きてしまうのには、大きく3つの理由があります。まず、女性が妊娠すると、妊娠後期から乳腺が発達してきますから、もし乳ガンが発生していたとしても、乳腺の影にガンが隠れて検査で発見することが難しくなってくるのです。乳房を挟んで写真を撮るマンモグラフィーという検査が一般的ですが、乳ガンも乳腺もともに白く写るため、早期発見は困難といわざるを得ません。

2つ目の理由は、出産を終えると、すぐに子育てがはじまり、多くの女性は自分の体のことをかまっていられなくなるからです。こうした周産期に見逃されてしまう乳ガンの患者さんは少なくありません。また、女性は妊娠すると女性ホルモンの分泌が増えるため、乳ガンがある場合、そのガン細胞の増殖を早めることも多いのです。

3つ目の理由は、「婦人科にかかっているから大丈夫」という誤解です。乳房は女性特有の臓器ですが、その診療を担当するのは婦人科ではなく「乳腺外科」なのです。婦人科でも触診で乳ガンチェックをおこなう医師がいますが、それだけでは小さな乳ガンを早期発見することはできないのです。

生まれてくる赤ちゃんのためにも「まず自分の体に乳ガン、子宮ガンがないことを確認してから妊娠に取り組む」という意識が大切です。

「不妊治療不妊」が多いのはなぜ？

「ストレスと不妊は関係ありますか？」

このように問われれば、私は「大いに関係があります」と答えます。

仕事が忙しくなったり、そりのあわない上司の部下になったとたん、急に生理周期がおかしくなったり、止まってしまったなどという経験はありませんか？

実は、生理周期や排卵をコントロールするさまざまなホルモンの司令塔である大脳の視床下部は、非常にストレスに敏感なのです。

私は、不妊治療にストレスを感じて、さらに不妊を悪化させる状況を「不妊治療不妊」と呼んでいます。そのネーミングに共感する多くの方からメールをいただいたり、内診台に乗ることがストレスになるという話をよく伺います。反対に、ストレスから一時的に解放されると、妊娠するケースが多々あるのです。

実際、「不妊ルーム」では、カウンセリングを申し込み、実際にお見えになったその日に、妊娠反応が陽性と出ることがよくあります。こうした女性の多くは不妊治療中であり、つらい思いをしています。そして、異口同音に出てくる言葉は、「カウンセリングの申し込みの電話をかけ、予約がとれたらホッとした」です。

最近も「不妊ルーム」に1年半以上通院されていた女性で、こんなケースがありました。彼女は通院してほどなく一度妊娠反応が出たのですが、その後流産してしまったのです。そのため、再び「不妊ルーム」でのフォローアップを希望されました。しかし、なかなか二度目の妊娠反応が出ないため、私は年齢も考慮して不妊治療へのステップアップをすすめました。

彼女はご主人と話し合い、「不妊ルーム」の「ＩＶＦ（体外受精）カウンセリング」を申し込まれました。ＩＶＦカウンセリングは、体外受精を視野に入れている方、医師から体外受精（あるいは顕微授精）をすすめられている方、そしてこれまでに体外受精を経験された方を対象に、セカンドオピニオンを提供するために設けているものです。

そのカウンセリングの際、持参した基礎体温表を見ると、驚いたことに妊娠している基礎体温だったのです。早速尿検査をおこなうと陽性反応が出ました。私は、夫婦で体外受精を決心したことで気持ちが吹っ切れ、それが妊娠につながったのではないかと考えています。

このように、女性の体は、男性以上にストレスの影響を受けやすいものなのです。ストレスをゼロにすることはなかなか難しいでしょうが、少しでもストレスを減らすようにして視床下部をいたわることが、妊娠への近道になると思います。

「妊娠以前」のストレス対策

うつ病や不眠の原因といわれるストレスは、男女を問わず心身に影響を与えます。

先ほど、ストレスに敏感な視床下部は生理周期の司令塔であると述べましたが、実は自律神経の司令塔でもあるのです。つまり、男女を問わず、自律神経はストレスの影響を受けやすいということです。

自律神経とは、その言葉が示すように、本人の意思とは無関係に、体の内外の環境の変化に応じて各器官に働きかける神経システムです。自律神経は勝手に作用するのではなく、その指令は、体の中枢である脳の視床下部から発せられます。つまり、自律神経は脳と密接に関係しているわけです。自律神経は、交感神経と副交感神経からなっています。交感神経は促進的に、副交感神経は抑制的に働きます。車にたとえるなら、交感神経はアクセルであり、副交感神経はブレーキの役割です。

私たちは走れば心臓の心拍数が増え、体を巡る血流量も多くなります。反対にソファーでリラックスしているときや、睡眠中は心拍数が抑えられます。前者では交感神経が優位に働き、後者では副交感神経が優位となっています。このように、視床下部が司令塔の役目を果たして自律神経に働きかけることで、本人が意識することなく、内臓や血管などの器官が動くのです。

しかし現代のようなストレス社会では、男性、女性に関係なく、交感神経優位の生活を送っているともいえます。交感神経優位の状態が続くと、夜になっても神経が高ぶったままでなかなか寝付けなかったり、さまざまな不調があらわれてきます。これでは妊娠どころではありません。

妊娠のためには、男女ともにストレス対策が必要なのです。

子宝温泉は本当にあった⁉

心と体を休めるために、温泉に行くという人は多いのではないでしょうか。

温泉の中には、「子宝温泉」と呼ばれるものがよくあります。これは、歴史上の人物の奥方がその湯に浸かったあと妊娠した、などといった言い伝えが根拠になっているようです。ただ、薬効的に妊娠にポジティブに働く子宝温泉というのは、私は存在しないと思います。

しかし私は「子宝温泉はありますか?」と聞かれたら「ＹＥＳ」と答えます。そして、「子宝温泉に浸かれば妊娠できますか?」と聞かれれば、答えは「ＮＯ」です。それは子宝温泉というものを、どのようにとらえるかだと思うのです。

もしあなたが、仕事やプライベートでストレスに満ちた日常を送っていて、リフレッシュするために、夫婦で出かけた温泉に浸かってとてもリラックスできたのであれば、それがあなたにとっての子宝温泉です。

40歳の女性から受けとった「妊娠しました！」という件名のメールをご紹介しましょう。

「不妊治療に通って1年、振り返ると思い切ってクリニックのドアを叩いてみたことが、何かの運命を変えたのかもしれません。

今まで排卵日検査薬を使っていましたが『反応がマイナスになっても可能性がありますす』という言葉を信じ、マイナスになっても頑張ったことがよかったのかもしれません。そして、ちょうど主人も私も連休をとっていて、温泉に浸かり、日々の忙しさから解放されてゆっくりできていたのもよかったのかもしれません。

いろいろなことがいい方向に向かって、今回の結果につながったのかと思います。このままこの子が無事に育ってくれますように……」

少し前にデトックス（毒出し）という言葉が流行しました。ストレスの多い現代社会だからこそ、「マイ・デトックス」を持っておき、こまめにストレスをリセットすることが、体と心の健康には欠かせません。それは温泉に限らず、海や山といった自然に触れることでもいいのです。

STEP4

「もしかして不妊？」と思ったときの処方箋

不妊の定義はあいまいなもの

不妊に関しては、

「通常の夫婦生活をおこなって2年間妊娠しなければ不妊症」

という、一応定義のようなものはあります。しかし、私はこうしたものは、有名無実というか、実状にまったく即していないと思うのです。

その理由として、年を追うごとに、女性の結婚年齢、そして初産の年齢が上がってきていることがあげられます。30歳で結婚した女性であれば、2年間妊娠しなかったということで32歳から不妊治療をはじめても、そんなに問題はないかもしれません。しかし結婚が30代後半ともなると、2年間という時間が経過した場合、それから不妊治療を開始しても、結局子どもを授からなかったということにもなりかねません。

「では、いつから不妊と考えればいいのですか？」

と問われたら、私は、

「カップルが、子どもができづらいなと感じたときがスタートラインです」と答えます。

だからといって、「すぐに不妊治療の医療機関のドアをノックしなさい」ということではありません。不妊治療をおこなう前に自分たちでできることが、いろいろとあるからです。そしてもし不妊治療にエントリーするとしても、少しばかり心の準備と知識があれば、不妊治療という森の中で、「ヘンゼルとグレーテル」にならずにすみます。

まずは「不妊に定義はない」と、しっかり頭に入れましょう。

その上で、子どもができづらいと思ったら、「1週間基礎体温法」から、毎日連続して基礎体温表をつけるやり方にチェンジしましょう。2カ月も記入すれば、自分の基礎体温がどのような状態であるのか把握をすることができるはずです。その基礎体温表は、不妊治療にエントリーした際、医療機関側の有益な情報となります。

では、実際に不妊治療をはじめる前に、どんなことを知っておくべきか、わかりやすく説明していきましょう。

不妊を病気と思わないで

結婚して避妊もせずに1～2年経って、子どもができないカップルがいたとします。そのとき、「そのカップルは病気ですか？」とたずねられたら、その答えはとても難しいと思います。

それを理解するためには、子どもを望んでいるのか、いないのかも重要な要因となります。まず、子どもを望んでいない場合について考えてみましょう。

子どもを望んでいない場合、なんらかの自覚症状がなければ、積極的に婦人科を受診するということは考えられません。しかし、生理が2カ月も3カ月もない、あるいは基礎体温表をつけていても、高温期、体温期がまったく見られない――こうした場合には、私は子ども云々にかかわらず、婦人科を受診するべきだと考えます。なぜなら、生殖年齢にある女性が、生理が長期間なかったり、高温期が認められない状況が続くことは、女性の体にとっていいことではないからです。

一方、子どもを望んでいる場合には、「不妊症」という病気の検査と治療がなされます。病気として考えた場合には、どのような原因が妊娠を阻害しているのか、検査をおこなわなければなりません。しかし、あとで述べますが、男性側の因子は簡単に検査できるのに対して、女性側の検査は多岐にわたります。そして、いろいろと調べても、結局約3割の女性は、「機能性不妊」という診断になります。「機能性不妊」とは、「原因不明不妊」ということです。

機能性不妊の場合には、日常生活においてもなんら支障をきたすことはありません。ただ子どもができないという1点で、医療機関と接点をもつことになるわけです。ですから私は、機能性不妊と診断された方は、自分を病気と考えないことが大切だと思います。また、明確な原因が特定された場合でも、卵管因子などは日常生活に障害を及ぼすことはありません。

その一方で、たとえば子宮内膜症などは、重い月経困難症や性交痛などの症状が見られることがあります。こうした痛み、不快感などが認められる場合には、積極的に治療をおこなうべきだと思います。ちなみに子宮内膜症は不妊と密接に関連した病気であり、不妊に悩む女性の3分の1に子宮内膜症が認められることがわかっています。

不妊治療の過程で、このような特定の原因が見つかれば、それを治療することはいうまでもありません。しかし、先ほど述べたように、徹底的に検査をしても女性の約3割で、原因の特定には至らないのです。そうしたこともあり、また当面のゴールが妊娠であるため、検査と治療が並行しておこなわれることが多いのです。

男性の不妊検査はひとつだけ

不妊の検査は、男性と女性に分けて考えます。そして、対照的なまでに男性の検査はシンプルで、女性の検査は多岐にわたります。まず、男性の検査から説明しましょう。

端的にいって、男性の検査は精液検査ひとつしかありません。セックスが成立するカップルにおいて、男性の精液検査で異常がなければ、男性は「問題なし」となるのです。では、精液検査で何を見るのでしょうか？　精液検査でチェックする項目は、精液の量、精液のpH、精子の数、運動率、奇形率の5つです。

不妊診療の現場で特に重要視されるのは、精子の数と運動率です。いろいろな基準がありますが、WHOでは、精液1㎖あたりの精子の数が1500万以上を正常としています。運動率は、40％以上が正常と考えていいと思います。

そして最近、さらにこまかな項目として重要視されているのが、精子の直進運動率です。それは、運動する精子の中でも、真っ直ぐ進む、直進性の高い精子が、受精能力が高いことがわかってきたからです。

奇形率は、オタマジャクシのような形をした精子の頭が2つだったり、しっぽの部分が短かったりすると、奇形精子としてカウントされます。一般には正常な形態の精子が4％以上であれば正常と考えられています。

しかし、ここで考えておかなければいけないのは、運動率、直進運動率、奇形率といったものは、その精子をチェックする担当者の「眼」が入ってしまうということです。何をもって運動していると考えるか、どこからが奇形と考えるかということを、客観的な線引きをすることは困難なのです。

実際、同じ人でも、Aという医療機関では正常といわれたのに、Bという医療機関では運動率が悪いと判定されることもしばしばです。

また、精子の状態というのは、男性のコンディションの影響を受けやすいということも知っておきましょう。

女性の不妊検査はこの2つを押さえる

次に女性の検査について考えていきましょう。

妊娠は女性の体内で継続されるわけですから、不妊に関する検査が女性で多岐にわたるのも、頷けると思います。

しかし、医療機関によって検査の統一性がまったく見られないというのが現実です。

また、検査をおこない出したらキリがないのも、女性の不妊検査の特徴です。

代表的なものとしては、生理周期にあわせ、生理期間中にLH（排卵させるホルモン）、FSH（卵を育てるホルモン）をチェックする検査があります。さらに、高温期半ばには、黄体ホルモンと、エストラジオール（女性ホルモンのひとつ）のチェックもします。この2つのホルモンは協調して働き、妊娠を継続させる作用があります。

また、あまり生理周期に変動されない検査として、男性ホルモン、プロラクチン（乳汁分泌ホルモン）のチェックがあります。

ホルモン検査ではありませんが、クラミジア感染症のチェックも重要です。なぜなら、クラミジアという病原体はしばしば、卵子が通過するトンネルである卵管の閉塞を起こすからです。LH、FSH、黄体ホルモン、エストラジオール、男性ホルモン、プロラクチン、クラミジアについては、採血によって調べることができます。

また、超音波検査によって、子宮や卵巣を調べておくことも大切です。子宮の中に筋腫などがあれば、大きさと場所にもよりますが、妊娠を阻害することがあります。また卵巣には、卵巣嚢腫と呼ばれる袋状のコブのようなものが、しばしばできます。その内容物が血液であればチョコレート嚢腫《のうしゅ》と呼ばれ、子宮内膜症と診断されます。

さらに大切な検査として、子宮内部に問題はないか、そして卵管の通過性を確かめるための子宮卵管造影検査があります。なぜなら、通過因子を検索できるのは、子宮卵管造影検査だけだからです。しかし、子宮卵管造影検査がおこなえない医療機関はとても多いので、注意が必要です。

それ以外の検査として、不妊診療の現場では、セックスしたあと、パートナーの精子が子宮の中で元気かどうかを調べるヒューナーテストがおこなわれています。しかし、この検査は再現性（2回やって同じ結果が出ること）が低く、セックスのときのコンディションや、検査までの時間などにも強く影響されます。

さらに、不妊の検査として、腹腔鏡という検査をする医療機関も見られますが、これは通常の一般的な検査とはいえません。なぜなら、お腹に穴をあけて子宮、卵巣の状態を覗く、全身麻酔下でおこなう手術に準じた検査だからです。

そのほかにも、不妊の検査は列挙し出すとキリがないのですが、私がこれまで相談を受けた6300人以上のケースからいえば、大切なのは、

・男性の精液検査
・女性のホルモンチェック（LH、FSH、黄体ホルモン、エストラジオール、男性ホルモン、プロラクチン）
・女性の子宮卵管造影検査

の3つです。なぜならこの3つの検査で、異常が見られなかったカップルが、そのあとさまざまな検査をおこなっても、新たな異常所見が認められないことが多いからです。

逆の言い方をすれば、もし、カップルが妊娠しやすいかどうかのチェックを希望するのであれば、この3つの検査を速やかにおこなってくれる医療機関のドアを叩くことが重要だということです。

なお、ホルモンチェックはどこの婦人科でもおこなえますが、残念なことに子宮卵管造影検査の設備がある婦人科はまだまだとても少ないのです。これから不妊治療をはじめる方は、自分たちが通おうと思っている医療機関で子宮卵管造影検査が受けられるのか、必ず確認するようにしてください。

妊娠率を高める子宮卵管造影検査

子宮卵管造影検査がなぜ大切なのでしょうか？

実は、卵管の通過性を調べるこの検査をおこなうと、検査後3〜6カ月間、妊娠しやすくなることがわかっているのです。

子宮卵管造影は、子宮口からカテーテルという細い管を子宮の中に入れて、造影剤を注入し、レントゲン写真を撮ります。卵管は長さが約10㎝、直径は細いところで約1㎜です。その細いところに卵管造影剤を注入するので、卵管が詰まっていれば造影剤は流れ込めず、レントゲン写真にその先が写ってきません。

この検査をおこなうことで、〝トンネル掃除〟によって通過性がよくなるため、妊娠率がアップすると考えられてきました。

しかし最近では、造影剤の刺激が内皮細胞を活性化させ、サイトカインなどの分泌を高めることにより妊娠しやすくなるといった可能性なども考えられています。

精子と卵子が巡り会う受精は、卵管膨大部という場所でおこなわれます。そして受精卵は、4～7日という時間をかけて卵管の中をゆっくりと移動し、子宮内膜に着床できれば妊娠となります。

長い間、卵管は受精卵の通り道と考えられてきました。ところが研究が進むにつれて、卵管はただのトンネルではなく、実に大切な臓器であることがわかってきたのです。

受精卵は着床するまでに卵割という細胞分裂が進み、着床する時点では100個前後の細胞からなる胚盤胞《はいばんほう》という状態になっています。それは受精卵側の自律的な成熟と考えられてきたのですが、そうではなかったのです。

卵管の内側は内皮細胞で構成されていますが、この内皮細胞からサイトカインなどの化学伝達物質が分泌されていることがわかってきました。そして、その伝達物質が受精卵の発育を促しているのです。卵管は、いわば保育器としての役割を担っているというわけです。

受精卵は「卵管を通過する」というより、「卵管によって育てられる」といったほうが適切です。まさに卵管の神秘です。

不妊治療には3段階ある

不妊治療とは、どういうことをおこなうのでしょうか？　まったく経験されたことのない人には、未知なる世界だと思います。不妊治療におけるタイミング法、排卵誘発剤はともかく、人工授精、そして体外受精や顕微授精が高度生殖医療などといわれると、不妊治療というものが実にオドロオドロしく、難解なことのように思えてくるかもしれません。

しかし不妊治療は、実にシンプルなのです。ひと言でいえば、「不妊治療とは精子と卵子の距離を縮める医療」です。このような視点で単純化して考えると、不妊治療はとても理解しやすくなります。不妊治療には、通常3つの段階があります。

最初の段階は、「タイミング法」と呼ばれるものです。

先に述べたように、女性の卵巣の中で、排卵する卵は、卵胞という袋が日を追うごとに大きさを増し、平均22㎜で排卵します。医師は超音波検査でこの卵胞の大きさを計測し、セックスのタイミングを指導します。

精子も卵子もともに寿命が短いため、精子と卵子が出会う日にちを縮めるわけです。こうした指導は半年～1年程度おこなわれるのが一般的です。

それでも妊娠に至らない場合、第2段階として「人工授精」がおこなわれます。

「人工授精」とは、単純にいえば男性の精液を洗浄、濃縮することによって、元気な精子を集め、パートナーの子宮の中に注入するというものです。

通常のセックスであれば、精子は膣から子宮を通過して、卵管の膨大部と呼ばれるところまで、15～20㎝の距離を移動しなければなりません。人工授精は、直接精子を子宮の中に入れることによって、移動距離を約半分に縮めようとするわけです。

この治療も、5～10回程度おこなわれるのが一般的です。しかし後ほど詳しく述べますが、人工授精にはさまざまな問題があります。

そして、人工授精で妊娠に至らなければ、第3段階の「体外受精」あるいは「顕微授精」がおこなわれます。

「体外受精」以降の治療を「高度生殖医療」といいます。それは女性の卵巣の中から卵を体の外にとり出して、操作するというプロセスが加わるからです。

体外受精では、女性の卵巣からとり出した卵子に、シャーレの中で精子をふりかけます。これにより、精子と卵子の距離は限りなくゼロに縮まります。

顕微授精では、1匹の精子を拾い上げ、それを直接卵子の中に入れます。つまり、精子と卵子の距離はゼロになります。

以上が不妊治療のメインストリートです。

ちなみに、第2段階の人工授精からは、健康保険が適用されない「自由診療」となります。人工授精の料金が1～2万円程度なのに比べ、体外受精ともなると30万円以上、医療機関によっては100万円近く請求するところもあります。

以下、それぞれの方法について、詳しく解説していきましょう。

1 タイミング法
経口薬と注射、どちらの排卵誘発剤を選ぶべき?

タイミング法をおこなう際、少しでも妊娠率を上げるために、排卵を促す「排卵誘発剤」という薬がよく使われます。排卵誘発剤は、経口薬と注射の2種類があります。この2つはまったく別の薬剤と考えてください。

経口の排卵誘発剤は、STEP3でご紹介したクロミッドです。クロミッドは排卵を促進すると同時に黄体機能も改善させ、高温期の状態を改善することが多いのです。同じ経口の薬で、クロミッドに似たセキソビッドという薬が使われることもあります。この薬はクロミッドほど効果が強くありませんが、一日に何回も飲まなくてはならないのが欠点です。

一方、注射による排卵誘発剤は、hCGと呼ばれるものです。この薬は、卵巣に直接強く働いて排卵を促すのみならず、黄体機能も改善します。さらに、卵子の成熟を促すことを目的として、ｈＭＧという注射薬を併用することも多く、こうした治療はｈＭＧ-ｈＣＧ療法と呼ばれます。

これまでｈＭＧ、ｈＣＧは、「排卵を促す注射です」「赤ちゃんをできやすくする注射です」といわれて、簡単に使われてきました。しかし最近になって、ｈＣＧは見直しがおこなわれるようになりました。というのは、この注射は卵巣を強く刺激するため、卵巣、ひいてはその中の卵子の老化を促進すると主張する医師が増えているのです。

ｈＣＧは排卵の直前に注射をすることが多いのですが、そうすることによって、本来目覚めていない、休眠状態である原始卵胞を目覚めさせてしまいます。しかし、こうして目覚めた原始卵胞は成熟卵胞となることはなく、排卵しない状態のまま卵巣の中に残ってしまいます。原始卵胞にしてみれば、真夜中の3時にいきなり目覚まし時計がけたたましく鳴って、たたき起こされるようなものです。こうした卵胞は「遺残卵胞」と呼ばれ、次に正常に発育する卵子の成熟を阻害してしまいます。

このような観点から、ｈＣＧの使用に慎重になる医師が増えてきました。私の「不妊ルーム」での経験からいえば、ｈＭＧ、ｈＣＧは、この10年余りの間で使用量が激減しているという印象を持っています。そして不妊診療に詳しい医師ほど、この注射の使用に慎重になるという傾向が顕著です。

もちろん、ｈＣＧを使用しないことには排卵しない病気もありますので、いちがいにｈＭＧ、ｈＣＧは否定されるものではありません。しかし、妊娠をかえって遠ざけてしまう危険があることを知っておくのは大切だと思います。

2 人工授精
人工授精のメリット、デメリット

タイミング法は健康保険適用になりますが、第２段階である人工授精からは自由診療となります。

人工授精の入口で悩むカップルはたくさんいます。なによりも、妊娠とセックスが切り離されてしまうということが大きいのでしょう。さらに、「人工」という言葉の持つネガティブな響きが、やはり受け入れ難くさせるのだと思います。

人工授精をひと言でいってしまえば、パートナーの精子を洗浄、調整して子宮の中に入れる、ただそれだけのことです。しかし、人工授精は不妊治療における「鬼門」といってもいいくらい、多くの問題を抱えています。

第1に、人工授精1回あたりの妊娠率が5～8％と、低いことがあげられます。人工授精の成績が飛び抜けてよい医療機関はないのが実情です。そして、妊娠率が低いがゆえに、何回も人工授精を繰り返すことになりやすいのです。そのため、人工授精にバーンアウトしてしまうカップルは多くいます。

さらなる問題点としては、この人工授精のプロセスで、先ほど述べたｈＭＧ、ｈＣＧといった注射薬を頻用する医師も少なくありません。こうした卵巣を強く刺激する治療は、卵子の老化を加速させ、次なるステージの体外受精での妊娠を、困難にしてしまう可能性があるのです。

このような点から、私は、人工授精は必ず経過しなければならない「天神様の細道」ではないと思うようになりました。そのため、不妊治療において人工授精をスルーしてしまう「ジャンプアップ」という提案をすることもあります。つまり、タイミング法からいきなり体外受精にエントリーしてしまう、あるいは、不妊治療そのものを体外受精からスタートするといったやり方です。それには女性の年齢が深くかかわってきます。卵子も老化するからです。

もちろん、人工授精で妊娠が期待できるケースはあります。たとえば、勃起はしてもセックスが成立しないカップルや、セックスができても射精ができない射精不全のカップルにとっては、人工授精は強い味方になります。また、女性の側に頸管粘液不全などが考えられる場合、膣をスルーして精子を子宮の中に入れる人工授精は、極めて理にかなった治療だと思います。

ただし、そうした場合でも、人工授精における妊娠率はそれほど高くないのです。

2 人工授精 なぜ、人工授精の妊娠率は低いのか？

人工授精の妊娠率は、なぜ低いのでしょうか？

通常のセックスでは、膣内に放出された精子の99％はそこで死んでしまいます。一方、人工授精は膣をスルーして直接子宮中に精子を入れるわけですから、もっと妊娠率は高くていいと思うかもしれません。しかし、現実には5～8％と低いのです。

妊娠率が低い理由のひとつは、排卵と精子を注入するタイミングをあわせるのが難しいということがあります。タイミング法同様、卵胞の大きさのみを指標として人工授精をおこなうのは、少し無理があるのかもしれません。ごく一部の医療機関ではホルモンチェックなども入念におこない、人工授精の時期を決定しているようです。

もうひとつ、私が説得力のある説明だと思っているのが、精子の洗浄、調整というプロセスの問題です。

受精能力の高い精子というのは動きまわる運動能力の高い精子です。そうした精子を選び出すために、最近では「スイムアップ法」が主流となっています。採取した精液をそっと静置しておくと、元気のいい精子は上のほうに泳ぎ上がってくる（スイムアップ）性質があります。この上方の部分の精液を回収します。そして、洗浄を何回か繰り返して濃度調整をおこない、人工授精をするわけです。

こうした洗浄をおこなう理由は、何も手を加えない精液の中には雑菌などが混入しているため、それを直接子宮の中に入れるのは避けたほうがいいという事情もあります。しかし、ここに問題があるのです。

精子は受精する際、卵子の細胞膜を突き抜けて細胞質中に侵入していきます。そのためにオタマジャクシのような形をした精子の頭部に、卵子の細胞膜をとかす酵素を持っています。ところが、洗浄を繰り返すことによって、その酵素の活性が落ちるという指摘があるのです。つまり、活きのいい精子を選抜しているはずが、結果的には元気をなくさせてしまっているわけです。

私は、この問題が解決されれば、人工授精における妊娠率が劇的に改善するのではないかと期待しています。

3 体外受精・顕微授精
女性に負担の少ない採卵法もある

「不妊ルーム」では、体外受精を受けようと決めたカップルを、自然周期や、経口剤の排卵誘発剤を使う低刺激周期で採卵する医療機関に紹介することが多くなってきました。

採卵のための卵巣刺激の方法は多種多様です。そして大きく、ロング法、ショート法、アンタゴニスト法（以上3つは刺激周期）、低刺激周期、自然周期に分けることができます。

ロング法は、体外受精をおこなう前の月の生理周期から長期間点鼻薬を使いながらｈＭＧという注射薬を使用する方法です。ショート法は、体外受精をおこなう月の生理がはじまる頃から点鼻薬を使用します。アンタゴニスト法では、点鼻薬の代わりにＧｎ‐ＲＨアンタゴニストという注射を連日注射します。こうした刺激周期採卵では、より多くの卵を得るため、強く卵巣を刺激するＦＳＨ製剤、ｈＭＧ製剤という注射薬を頻回に使います。

体外受精が普及してからは、ロング法、ショート法での採卵が一般的でした。毎日医療機関に通院して注射をし、両方の卵巣に数多くの卵を育てて、特定の日に一斉に採卵し、体外受精により受精した卵のうち良好な受精卵（胚）を戻すといったやり方です。こうした方法は、現在でも主流だと思います。

一方、低刺激周期採卵は、クロミッドなどの経口排卵誘発剤を用いて数個の卵子を、自然周期採卵に至っては、毎月自然に育つ１個の卵子を採取する方法です。医療機関の技術が高いほど、このような少ない刺激で採卵をおこなっています。

また、自然周期であれば一切薬を使用しないわけですから、通院回数がグッと減ります。現在、不妊治療、とりわけ体外受精にトライしている女性の多くは仕事を持っていて、「そうたびたびは通院できない」という声をよく耳にします。こうした背景があり、最近では低刺激周期、自然周期採卵が増えているのだと思います。

3 体外受精・顕微授精
体外受精は金魚すくいと同じ!?

医療機関で実際に体外受精を経験された方の話を聞いていると、体外受精は〝金魚すくい〟なのではないか？　そんなふうに思えてきます。それは、私の頭に遠い昔の縁日の情景がよみがえってくるからです。

男の子が母親にねだって、夜店で金魚すくいをしていた記憶です。お金を渡して、小さな網を受け取ると、さっそく金魚をすくおうと、男の子が網を水につけたとたん、紙が破けて、金魚はするりと水の中を泳いでいってしまいました。するとその子は、猛然と抗議をはじめたのです。

「おばちゃん、こんな紙の網で金魚なんかすくえないよ」すると店主は、「そうかね～？

ちょっと貸してごらん」といって、子どもからその網を受け取ると、まだ水に浸っていない紙の部分で、金魚にお腹のほうからスーッと近づいていき、そっと拾い上げるように金魚をすくい、お椀に移しました。1匹だけではなく、2匹、3匹と金魚をすくって、お椀の中に移していったのです。そして、店主は「これは坊やのためにすくってあげたのだからね」といって、金魚を小さなビニール袋に入れて、男の子に手渡しました。

その隣では、大人が投網《とあみ》に興じていました。小さな投網を金魚の集団の上からポトリと落とすと、10匹近い金魚が網の中に入りました。投網というのは、水槽の中で何回も網をゆっくり回しながら、最後は金魚をお椀に引きずり込むのです。もちろん金魚はもがきます。結局、最初は10匹近く入っていたものの、お椀には2匹くらいしか入っていませんでした。私はこの思い出が、体外受精における排卵誘発の自然周期、低刺激周期採卵とロング法、ショート法採卵に重なるのです。

排卵前に、ねらいをつけた卵にスッと近づいていって、その1個を上手にとってきて、受精させ、そっと子宮の中に受精卵を戻す。本当に上手な体外受精-胚移植は、それだけのことなのです。まさに金魚すくい名人がねらった金魚にスッと近づいてすくい、お椀の中に金魚を入れることに似ていると思えるのです。確かに投網を使って、数多くの金魚を捕るという方法もありますが、これでは網の中の金魚を痛めてしまうでしょう。

また、採卵はトマト畑のトマトにもたとえることができます。トマトの収穫は、色づき具合を見て、1個1個収穫するはずです。しかし、採卵はそうはいきません。日時を決めて、一斉におこなわなければなりません。強い排卵誘発をおこなって、10個の卵があったとしても、トマトでいえば、まだ熟してない青いトマトもあれば、熟しすぎたトマトもあるはずです。このように、10個採卵できたとしても、すべて良好な卵であるはずはありません。

むしろ、少ない刺激で卵を丁寧に育てて、もしくは自然経過で入念な観察をおこない、ベストのタイミングで採卵し、高い技術で培養して受精卵として戻せば、妊娠が期待できるのではないかと思うのです。

3 体外受精・顕微授精

多胎児を防ぐための体外受精の新ガイドライン

２００８年4月12日という日は、体外受精を受ける人にとっては記憶すべき日なのかもしれません。この日に新しい「胚移植に関するガイドライン」が示されたのです。以前は女性の年齢を問わず、受精卵を子宮の中に３個まで戻すことが認められていました。実際には、それ以上の数の卵を戻す医療機関もありました。

しかし、考えてみればわかるように、卵を３つ戻せば三つ子になる可能性があります。不妊に悩む女性の高齢化が進む中にあって、妊婦となった場合、双子でも大変なのに、三つ子となると、本人はもとよりその妊娠を管理し、分娩に携わる産科医や、まわりのスタッフの苦労には、想像以上のものがあります。ガイドラインの改定は、こうした産科サイドの悲鳴を拾い上げる形でおこなわれました。

新しいガイドラインでは、「女性が35歳未満であれば1回の移植に戻す卵は1個、35歳以上で2個までとする。例外事項として、35歳未満でも2回の移植で妊娠に至らなかった場合、3回目以降は2個までとする」という非常に厳しいものになりました。

体外受精を受ける側にしてみれば、このガイドラインによって、これまで以上にレベルの高い医療機関を慎重に選ばなければいけなくなりました。しかし、このように移植できる卵の数が極めて制限された現在、体外受精は〝量から質〟の時代に入ったといえます。

最近、低刺激周期、あるいは自然周期採卵が増えてきている背景には、こうしたガイドラインの変更といった事情もあります。また卵巣予備能が低下している年齢の高い女性は、ロング法、ショート法という強い排卵誘発を繰り返すと、その後に訪れる更年期に影響を及ぼす可能性も否定できません。だからこそ、不妊治療ではどのような病院を選び、どのような治療を選択するかが重要なのです。

3 体外受精・顕微授精

体外受精にかかるお値段

私は、最近になって体外受精の医療費に変化が出てきたと感じています。

体外受精は1回あたりの医療費が30～60万円、そして妊娠率が22～23％、妊娠が継続して赤ちゃんを抱いて帰れる生産率に至っては、15％強です。要するに、体外受精にエントリーしても、最終的に子どもを抱いて帰れるのは7人に1人という計算になります。こうした医療に大金を要するのですから、まさにギャンブルです。

自由診療なのですから致し方ないという面もありますが、やはり、患者サイドも納得できる課金方式であってほしいと思います。私自身、体外受精のカウンセリングで、卵は採って培養はしたものの、移植もできなかったのに30万円以上請求されたといった話をされると、聞いている私のほうが切なくなります。

こうした患者側の不満を解消する形で、少しずつですが成果報酬制度という課金方式が広がりつつあります。つまり、体外受精のそれぞれのステップの料金をはっきりと明示するやり方です。排卵誘発○万円、培養○万円、移植○万円という具体的な金額が明記されていれば、それに応じて患者は支払うわけですから、納得が得られると思うのです。

さらに成果報酬制度では、たとえば培養に関していえば、培養がうまくいったら培養に課金する医療機関も出はじめています。ですから、体外受精説明会でも、そうしたことをキッチリと、医療機関側に問いただす姿勢が何よりも大切になってきます。

美容外科、歯列矯正、レーシックなども自由診療ですが、非常に料金がクリアに明示されています。ところが、体外受精は妊娠率の低さもあいまって、医療費がとても高額であるにもかかわらず、ファジーなところが多いのが現状です。

医療費にも「消費者の目」と知識（リテラシー）を持っていないと、泣き寝入りということにもなりかねません。

3 体外受精・顕微授精
妊娠率を格段にアップさせた顕微授精

体外受精は、多くの女性に妊娠という「福音」をもたらした不妊治療革命でした。

そして、世界で最初の体外受精児、ルイーズ・ブラウンさんの誕生が「試験管ベイビー」という名前で登場したために、大きなセンセーションを巻き起こしました。

しかし、男性側に問題があり、精子の数が少ない乏精子症や、運動率の悪い精子無力症が重度の場合には、体外受精をおこなっても妊娠は期待できませんでした。こうした中、パレルモという人が1992年に、まったく新しい顕微授精の方法を開発しました。これによって高度生殖医療に、さらなるイノベーションが起きました。

体外受精の登場以降、男性因子に対する顕微授精として、少数の精子を、卵子を包んでいる透明体と細胞膜の間に置いてくる方法などがとられていました。しかし、ほとんど妊娠は期待できませんでした。

ところが、パレルモは元気のいい1匹の精子を細い管で吸い取り、その精子を卵子の細胞膜を突き破り、細胞質の中に直接注入したのです。それまでは、卵子の中はいわば「神の領域」と考えられており、そこに介入することは長く躊躇《ちゅうちょ》されてきました。

しかしこの顕微授精の方法が、それ以前の方法に比べ、格段に妊娠率が高いことがわかり、現在では、顕微授精＝ＩＣＳＩ（イクシー：卵細胞質内精子注入法）となっています。

さらに最近の顕著な傾向として、精子の側に問題がない場合でも、通常の体外受精より顕微授精のほうが妊娠率が向上するため、顕微授精を積極的におこなう流れになってきています。

顕微授精の登場は、男性側に精子がない無精子症の場合でも、かなりの割合で妊娠を可能にしました。射精された精液の中に精子が認められなくても、睾丸の中に精子が存在している場合は多々あります。こうした場合、直接睾丸から精子を採取し、その精子を顕微授精します。

私は、顕微授精もまた体外受精と同様、医療革命だと思っています。

3 体外受精・顕微授精

体外受精は「技術力」が欠かせない

体外受精では、排卵誘発や採卵、そして実際に移植をおこなう医師の実力もさることながら、胚培養士（エンブリオロジスト）と呼ばれる人々の技術水準が、妊娠の成否を左右します。体外受精における医療の力とは、「医師の実力」×「培養士のラボ力」といっても過言ではありません。

現在、体外受精をおこなうほとんどの医療機関では、採卵した卵の培養や顕微授精を胚培養士がおこなっています。また、体外受精の３分の１は、顕微授精という形でおこなわれています。こうした顕微授精をおこなう胚培養士には、非常に高い技術が要求されるのです。

この技術力というのは、お寿司屋さんにたとえるとわかりやすいかもしれません。親子二代でカウンターに立って仕事をされているお寿司屋さんがあります。お父さんが握りを担当することもありますし、息子さんが担当することもあります。しかし、親子で握るお寿司の味が違うのです。考えてみると、少し不思議なことのような気がします。

同じネタ、そして同じ「しゃり」を使っているのにもかかわらず、あきらかに味が違う――よく観察してみると、まず魚のスライスの仕方、そして隠し包丁の入れ方も違いがあります。さらに、決定的に違うのは、しゃりを握る力の入れ方にあります。

お父さんが握ったお寿司は、口に含むと、しゃりがハラリとばらけるような気がしますが、息子さんのしゃりはグリップに力が入りすぎるのか、なんだかおにぎりのような感じがするのです。

これは、体外受精や顕微授精にもあてはまると思います。体外受精以降は高度生殖医療と呼ばれますが、これはＡＲＴ（Assisted Reproductive Technology）と略されます。英語でＡＲＴとは「芸術」を意味しますが、実際に体外受精がうまいかどうかは、ＥＢＭ（科学的根拠に基づく医療）を越えた、芸術の領域だと思うのです。

技術の高い医療機関では、注射を頻回におこなって、卵を10個も20個も採ろうとはしません。２～３個の卵があれば十分だといいます。あとは、洗練された技術と培養士のラボ力が、妊娠へと誘うのでしょう。

私はある胚培養士と実際に話をしたことがあるのですが、大変に興味深いものでした。獣医師の免許を持つその培養士がいうには、

「私は牛の顕微授精を数多くやってきました。牛の卵というのは、人の卵に比べてはるかにもろいのです。私は牛の卵子で顕微授精ができますから、率直にいって、人の卵子の顕微授精はなんということはありません。しかし、顕微授精がうまくいって、大変きれいな分割卵、あるいは胚盤胞（細胞分裂が進んで１００個程度の細胞になった状態）になっても、妊娠する人もいれば、妊娠しない人もいるのです。そこが正直不思議なんです」ということでした。

良好な分割卵の基準として、たとえば初期胚であれば、ヴェークという人の５段階分類があります。受精卵のグレードを１～５までの５段階に分類しており、グレード１、２の卵でないと、妊娠は難しいとされています。しかし、このヴェーク分類とい

うのは受精卵の見てくれ、形の評価なのです。どんなにきれいな受精卵でも、その細胞の核の中まではわかりません。

自然妊娠でも15％前後の流産が見られます。そうした流産の多くは染色体、遺伝子異常と考えられています。残念ながら、そうしたことまでは、体外受精の技術をもってしても推し量ることはできません。

不妊治療には保険診療と自由診療がある

不妊治療の特殊性として、２段階診療であるということを、よく頭に入れておく必要があります。

タイミング法や通常の一般的な検査は、健康保険適用となります。この時点では、不妊治療は風邪や高血圧症の患者さんの診療と変わりません。保険診療では、ある人がAという病院で診療を受けても、Bという病院でおこなっても、検査内容、治療が同じであれば、請求される医療費は同じです。

しかし、人工授精にエントリーした時点から、不妊診療は自由診療となります。それからは、美容外科や、レーシックなどと同じ扱いとなるのです。

不妊診療が、保険診療と自由診療の「2階建て構造」になっていることが、この医療をわかりにくいものにしています。

たとえば、胸を大きくしてほしいという希望で美容外科を受診するのは、100％受診者側の都合です。胸の大小は病気ではありませんから、健康保険は適用されないのです。この場合、受診者は患者ではなく、消費者といえます。

ところが不妊診療では、保険診療の延長線上に自由診療が位置しているため、なかなか意識の切り換えがおこなえないのです。

買い物を例に考えてみましょう。

あなたがあるデパートへ行って、地下の食品売り場でお総菜を買ったとします。これが、第1段階のタイミング法（保険診療）に相当します。

そして、あなたはデパートのエスカレーターに乗って、迷うことなく2階で化粧品を買います。これが第2段階の人工授精です。このエスカレーターに乗っているうち、保険診療から自由診療への切り換えが起こっているのです。

しかしあなたは、そのままそのデパートのエスカレーターで6階へ行って、高額な貴金属を買ってしまうのです。これが体外受精などの高度生殖医療というわけです。現実の買い物では、そういう直線的な行動をとる人はほとんどいないと思います。いったんそのデパートを出て、隣のデパートに入ってみる。あるいは、家に帰って頭を冷やしてみるということは、常日頃おこなっているはずです。

ところが不妊診療では、ひとつの医療機関の中のエスカレーターに乗っかって、そのままステップアップしてしまうケースがとても多いのです。

セカンドオピニオンが「不妊治療難民」を防止する

不妊治療においては、自由診療という人工授精以降の医療では、患者ではなく消費者であるという自覚が必要です。

あなたが消費者の自覚を持っていれば、当然「頭を冷やす＝セカンドオピニオンを求める」ということが、自然におこなえるはずなのです。最近では都市部を中心に、不妊症の患者さんを奪い合うという状況も生じており、こうした女性たちの囲い込みが激しさを増しています。

不妊診療に限らず、医療のさまざまな診療科で、セカンドオピニオンを求めることは当たり前になってきています。「セカンドオピニオン外来」を設けている病院も増えてきましたが、私は不妊診療ほどセカンドオピニオンが大切な医療はないと思います。

その大きな理由は、不妊診療ほど統一性がない、多様性が大きい医療はほかにないからです。一人の女性が２つの医療機関を受診すると、まったく異なる治療方針をアドバイスされるなどということは、不妊治療では日常茶飯事です。ですから、どのようなセカンドオピニオンを得るかということが大切になってきます。

とりわけ1回あたりの医療費が30～60万円、妊娠率が22～23％の体外受精にエントリーしようと考えた場合、セカンドオピニオンを求めないカップルのほうが、私には不思議に思えます。

ちょっと考えてみてください。新聞に３つのスーパーの安売り広告が入っていたとします。皆さんは目を大きく見開いて、「同じ白菜が、こっちのスーパーでは10円安い！」などと日常的にチェックしていませんか？

にもかかわらず、医療に関してだけこうなってしまうのは、私が思うに〝日本人的慣性の法則〟が働いてしまうからでしょう。要するに「この先生にお任せしたのだから……」といった考え方です。私はそうした思考回路で、同じ医療機関でステップアップ治療をおこなった結果、「不妊治療難民」となったカップルをたくさん見てきました。

「不妊ルーム」に相談に来られた方で、タイミング法を1年半、人工授精を12回、体外受精に4回挑戦するも、移植に至ったのが1回のみで、一度も妊娠できなかったというケースがありました。彼女は不妊治療に3年半もの歳月を費やしてきました。

彼女には、今後も体外受精をおこないたいという明確な意志があったので、私は技術的にトップクラスの医療機関を紹介しました。すると、1回の体外受精で妊娠、母親となったのです。

彼女がその前の医療機関で不妊治療を受けている間、そして体外受精にエントリーしてから、ご主人は彼女の治療にあわせて有給休暇をとり、移植の日などは車のシートを倒し、毛布を準備して待っていたといいます。しかし、ご主人がどれだけ献身的であっても、医師の能力や培養士の技術が低ければ妊娠という結果は出ないのです。

こうしたことがあってから、私は体外受精におけるセカンドオピニオンの重要性を痛感し、「ＩＶＦカウンセリング」をスタートさせました。不妊治療におけるセカンドオピニオンの大切さは、どれだけ強調しても強調し過ぎることはありません。

また、不妊治療の目利きになっておくことも大切です。私はそれを「不妊治療リテラシー」と呼んでいます。リテラシーとは、「与えられた材料から必要な情報を引き出し、活用する能力」のことです。体外受精を視野に入れたら、リテラシーを持つことはとても大切です。

不妊治療という森の中で迷子にならないためには、「消費者の自覚」「リテラシー」「セカンドオピニオン」が「三種の神器」と考えてください。

「ステップダウン」で妊娠する人もたくさんいる

「『不妊ルーム』とは、どのようなところなのですか？」「『不妊ルーム』と不妊治療とは何が違うのですか？」という質問をよく受けます。

こうした問いかけに対して、私は、「『不妊ルーム』は、自然妊娠と不妊治療の間に位置するベースキャンプだと考えてください」という言い方をします。また、「2階建ての家をイメージしてください。1階が自然妊娠なら、2階が不妊治療、『不妊ルーム』は1階から2階に上がる階段の〝踊り場〟、もしくは〝中2階〟だと思ってください」といった言い方をすることもあります。

「こまえクリニック」は小さなクリニックですが、ここから、毎年130名以上の方が妊娠されています。そして、その7割以上が不妊治療経験者です。不妊治療の現場でも、年を追うごとに、女性の不妊治療開始年齢が高齢化しています。これは、「不妊ルーム」においてもまったく同じです。

「不妊ルーム」の使命は2つある、私はこのように思っています。

ひとつは、私が妊娠へのフォローアップがおこなえると判断した方に対して、「不妊ルーム」でのフォローアップを提案してみることです。そして、ご本人が希望されたら、責任を持ってフォローアップします。このフォローアップによって、半数の方が妊娠に至ります。

そしてもうひとつの大切な使命は、「不妊ルーム」で妊娠に至らなかった場合、あるいは不妊治療へのステップアップを希望された場合、信頼できる間違いのない医療機関を紹介するということです。

「不妊ルーム」での6400人近いカウンセリング経験から、私の頭の中には不妊治療マップのようなものができ上がっています。そのマップをもとに、通院者のお住まいなどを考慮して、紹介状をお渡しししています。

「不妊ルーム」では、漢方薬を積極的に使用し、卵巣を直接刺激するhCGなどの注射などは一切おこなわないのも特徴です。こうしたやり方をしているのは、不妊治療へステップアップした場合、婦人科医の治療への影響を少なくすることが大切だと考えているからです。

そして場合によっては、不妊治療へのステップアップではなく、不妊治療からの「ステップダウン」をすすめることもあります。「不妊ルーム」では、人工授精や体外受精を何回おこなっても妊娠できなかったカップルが、タイミング法のみや、漢方薬を用いることによって、数多く妊娠に至っています。このようなフォローアップで妊娠に至るということは、「ステップダウン」もまた有効な治療法だということを物語っています。「不妊治療だけが妊娠に至る道ではない」のです。

私は通院されている方々に、「三角定規をイメージしてください。不妊治療が険しい登山なら、『不妊ルーム』は、ワンダーホーゲル感覚の山歩きだと思ってよいかもしれません。こうした方法でも、妊娠という頂上に達する人はたくさんいるのですよ」とお伝えしています。

STEP5 人にはいえない悩みを解決！ 妊娠カウンセリング

Q1 情報収集のコツを教えてください

妊娠に取り組む時、男性と女性には、それぞれの役回りがあるように思えます。妊娠を考えはじめると、女性は情報収集に走りやすく、あっという間に頭の中が妊娠に関する情報で一杯になりがちです。インターネットが広く普及している今日では、こうした情報の収集は以前に比べて、格段に集めやすくなっています。しかし、このインターネットには大きな落とし穴があります。

それは、インターネット上の情報は、表層的、並列的なものが多いこと、そして何も審査がされていないので、無責任な情報も多いことです。ですから、信頼性に乏しいものや、あきらかに事実と反する情報も数多く見受けられます。それはもちろん、妊娠に関する情報に限ったことではありませんが。

「ネットサーフィン」という言葉があるように、ネット上の情報を次々とたどっていくことは、ドアの奥に部屋があり、そしてまた次のドアを開けるという、終わりのない扉を開け続けることになりがちです。そしてむしろ、あなたがほしいと思っている情報は、実はインターネット上にはないことのほうが多いのです。なぜなら、現在のあなたの悩みは、あなた固有のものであるからです。そうしたあなた個人の悩みに、インターネットのサイトが答えてくれるでしょうか？

インターネットの賢い利用法は、自分の問題点をはっきりさせ、その答えをスポットで探しに行くことだと思います。インターネットにはまって頭でっかちになっていくと、「インターネット不妊」ということにもなりかねません。

一方の男性はというと、妊娠に関してはむしろ引いてしまう人が多く、いつまで経っても情報がゼロに近いという人が多いのです。そうすると、男性と女性の間には情報量の差が出てきてしまいます。

そうなった場合、男性が、パートナーの女性に対してできることは2つです。ひとつはパートナーが収集した情報に耳を傾け、理解を示すことです。人というのは嬉しいことであれ悩みであれ、人に聞いてもらえるだけで癒されるものです。

そうしつつも、もうひとつ大切なことは、パートナーが情報収集にのめり込まないよう上手に対応することです。男性にはいわば監督、スーパーバイザー的な立場が求められるのです。

ただ、私は妊娠に関しては、本から情報を得たほうがいいのではないかと、しばしば思います。本は著者とともに必ず編集者というプロが介在しますので、本を1冊読むことは、情報を体系的に収集できるメリットがあります。ですから、本選びということが何よりも大切になってくるわけです。

また、「情報が妊娠させるのではない」という、当たり前のことも知っておくべきです。妊娠はあくまで、カップル二人の愛情の結果として、やってくるものなのですから。

A 1

女性は「インターネット不妊」になりがち。

男性は女性の話に耳を傾け、上手にリードしよう。

Q2 不妊治療にはどんな準備が必要ですか？

不妊治療にエントリーするなら、２～３カ月間の基礎体温表をつけて、それを医療機関に持参することが必要不可欠です。それだけでも医師側に多くの情報を提供できるからです。

では、次に何をするべきでしょうか？

インターネットに釘付けになって、情報収集をすることでしょうか？

それとも家の近所、職場の近所の婦人科をとりあえずノックしてみることでしょうか？

私は、どちらもおすすめしません。

先ほど述べたように、インターネットの知識を詰め込み過ぎることは、「インターネット不妊」ともいえる状況につながります。また、「とりあえず近くの婦人科」という考え方で不妊治療に失敗しているカップルを、私はたくさん見てきました。

インターネットは、医療機関を決めようと思った場合、そのリストアップのツールとして役立ちます。前にも述べたように、インターネットは目的を決めてスポットで用いるべきです。そうしていくつかの医療機関を絞り込んだら、その時点でパソコンの電源はオフにしましょう。

次におこなうべきことは、あなたが候補としてあげた医療機関で、子宮卵管造影検査、精液検査の2つをおこなってもらえるかどうか確認をとることです。これらは電話などで問い合わせれば、簡単に確認できます。

実際にドアをノックしてからは、医師やスタッフとの相性ということになります。持参した基礎体温表に対して、適切なアドバイスをしてもらえるということも、医療機関をチェックするポイントです。

基礎体温表やホルモンチェックで問題がない場合、ご主人の精液検査を積極的に早めにおこなうことも大切です。女性の検査が多岐にわたるのと対照的に、男性の検査は精液検査のみなのですから。それで問題なければ、男性側は太鼓判ということになります。

婦人科という名称のせいでしょうか、男性因子をまったく検査しないところも多いのです。不妊の原因は、おおまかにいって女性側の原因が4割強、男性側が4割弱、両方、もしくは原因が特定ができない場合が2割です。そう考えると、男性の精液検査が、どれだけ大切かわかってもらえると思います。

そして、あなたは子宮卵管造影検査を申し出てみましょう。何度も述べてきたように、この検査は非常に重要です。通水、通気検査で代用するところもありますが、これらの検査で異常がなかった場合、「左右のどちらかの卵管が通っている」ということしかいえず、子宮卵管造影検査のような治療的な効果はあまり期待できません。

ただ、同じ検査をおこなうにしても、検査のやり方というものがあります。ある医療機関では、特定の曜日に患者さんを集めて、芋洗いよろしく次々と子宮卵管造影検査をおこなうと聞き、びっくりしました。その方は写真を1枚見せられ、「問題ありません」といわれたそうですが、その写真が本当に自分の写真なのか、不安で仕方なかったそうです。

雑誌などでとりあげられる医療機関の場合、患者の数が多いがゆえに、このような流れ作業的になっているところも少なくないため、注意が必要です。

私からのアドバイスですが、精液検査、子宮卵管造影検査をおこなうのであれば、不妊治療に特化した専門のクリニックをわざわざ受診する必要はないと思うのです。

婦人科のある総合病院であれば、ほとんどのところに子宮卵管造影検査の設備はあります。女性が子宮卵管造影検査をおこなって、男性は泌尿器科で精液検査を受けるというのもひとつの方法です。ホルモンチェック、精液検査、そして子宮卵管造影検査の3つの検査で異常が見られなければ、そのあといろいろな検査をおこなっても、異常所見が見られない機能性不妊（原因不明不妊）という診断になることが多いのです。

ですから、その時点でいったん不妊治療からステップダウンをしてみて、自分たちなりのタイミング法で取り組んでみるのも、ひとつの選択肢だと思います。

A2

基礎体温表2〜3カ月分は必須。

精液検査と子宮卵管造影検査をまず受ける。

Q3 いい病院を見極めるポイントを教えてください

政治の世界で、マニフェストという言葉が使われるようになりました。マニフェストは「宣言」と訳されます。そして私は、医療の世界においては不妊治療という分野が、マニフェストが最も必要とされると痛感しています。

医療機関に限らず、多くの会社、お店など職種を問わず、ホームページを持つことが当たり前になっています。不妊治療をおこなっている施設は、ほとんどすべての医療機関がホームページを持っていると思います。

一般に、ホームページは専門の業者さんに依頼して、大きなお金をかけてつくりますから、どうしてもPR色が濃くなってきます。しかし私は、ホームページこそが、その医療機関のマニフェストを表現する場だと考えます。ですから医療を受ける側に、それを見極める「ホームページリテラシー」が不可欠です。

体外受精を例に考えてみましょう。体外受精は自由診療であり、非常に高額な医療費が必要とされます。それでいて、妊娠率は22～23％にすぎないという、まさにギャンブルのような医療です。したがって、慎重の上にも慎重を期す必要があります。

まず、ホームページをチェックする際に、体外受精の医療費が掲載されていることを、必ず確認してください。

私はホームページに体外受精（ＩＶＦ）医療費が掲載されていないところは、体外受精をおこなう資格がないとさえ思います。そこに料金が明示してあれば、体外受精を受ける側も納得しやすいですし、ホームページに掲載された医療費と違った料金が請求された場合には抗議することもできます。

お寿司屋さんののれんをくぐるには、多少なりとも勇気がいると思います。その理由は、多くのお店で価格表がなく、いくら支払うのかわからないからではないでしょうか？　回転寿司のハードルが低いのは、値段が安いこともありますが、１皿いくらと、手に取った時点でわかるからでしょう。

体外受精の医療費も、１回○○万円などというアバウトなものでは困ります。体外受精はいくつかのプロセスに分けられます。それぞれのプロセスに対する料金が明示されているかどうかも必ずチェックしてください。

そしてもうひとつ、ホームページでの体外受精説明会に関する記載も必ずチェックしてもらいたいのです。私の６４００人近い不妊相談の経験からいえば、体外受精説明会こそが、自分がその医療機関で体外受精をおこなってよいかどうか、一番の判断材料になると思っています。

医療機関の体外受精説明会は、大きく2つに分かれます。通院者限定のものと、一般に公開しているものです。私のこれまでの経験では、後者のほうが実力が上です。それは誰にでも公表できる自信と実績があるからなのでしょう。

不妊治療のドクターショッピングは考えものですが、体外受精説明会は積極的に参加してもらいたいと思います。私は複数の説明会に参加したカップルから、内容には本当に雲泥《うんでい》の差があるとよく聞きます。比較しないことには善し悪しは判断できません。

何度も述べてきたように、体外受精には技術が必要です。それを見抜くポイントのひとつが「胚盤胞移植に力を入れているかどうか」です

実は、体外受精という医療が登場した当初から、ひとつの矛盾が指摘されていました。

妊娠のメカニズムを思い出してください。通常の自然妊娠では、卵管膨大部で受精した受精卵は、5～7日という長い時間をかけて卵管内を移動し子宮に到達します。そして着床の時点では細胞分裂が進み、100個程度の細胞からなる「胚盤胞」という状態になっています。

ところが、十数年前までは、受精卵を胚盤胞にまで培養するという技術が未熟であったため、ほとんどの医療機関で受精後2～3日後の初期胚を移植していました。自然妊娠であれば胚盤胞の状態で着床するのに、4～8分割卵の初期胚を子宮内に移植するため、時間のずれがあるわけです。

体外受精における妊娠率の低さは、かねてよりこの〝ずれ〟が原因ではないかと指摘されてきました。

また、体の外という非生理的な状態に置いておく期間は、なるべく短いほうがよいだろうとも考えられてきました。ところが今は、シャーレの中でも「着床時の受精卵」＝「胚盤胞」という状態まで培養できるようになりました。その胚盤胞を子宮の中に戻すことは、通常の自然妊娠の着床に近い状態になるわけです。

そのため、実力のある医療機関では、積極的に受精卵を胚盤胞にまで培養してから移植するということをおこなっています。技術が高ければ、胚盤胞で戻したほうが、妊娠率が高くなるからです。

一方で最近、胚盤胞移植から撤退する医療機関が出はじめています。なぜなら、効率よく胚盤胞まで育てられないからです。

さらに、医療機関側の事情でいえば、初期胚で移植した段階で移植費を請求できますが、胚盤胞まで育てるとなると受精卵のドロップアウトが生じます。そうすると、移植がおこなえませんから、医療費を請求することができなくなります。

そうした医療機関では、「初期胚を移植しても胚盤胞を移植しても、妊娠率に変わりがないから、胚盤胞移植はおこなわない」、などといった説明がされています。

しかし、こうした言い分は間違いです。胚盤胞で移植することが、もっとも自然妊娠に近い状態でもあり、実際にそうした状態で移植できれば、初期胚で戻した場合に比べ、あきらかに妊娠率は高いのです。

ですから、体外受精説明会などに出席した場合、質問タイムなどに「胚盤胞移植をおこなっていますか？」「その数はどれくらいですか？」「妊娠率はどれくらいですか？」とたずねてみることが大切です。

そうした問いかけに明確な答えが出てこないのであれば、別の医療機関の説明会に参加してみることをおすすめします。

私の「不妊ルーム」でのＩＶＦカウンセリングの経験からも、体外受精で実績のある医療機関は、例外なく胚盤胞移植に力を入れています。そうした医療機関では、胚盤胞移植が最も妊娠しやすいということがわかっているからです。

私は医療機関選びの指標として、胚盤胞移植に力を入れているかどうかが、ポイントになるのではないかと最近つくづく思っています。

A3

ホームページは医療機関のマニフェスト。説明会があれば積極的に参加しよう。

Q4 今の病院に不満があっても我慢するべきでしょうか？

あなたがお寿司屋さんに行って、寿司屋のご主人が複数のお客さんを相手にお寿司を握っていても、何も違和感を抱かないでしょう。でも、美容院に行って、一人の美容師さんが、あなたと隣の女性と二股をかけて髪をカットしていたら、いい気分はしないのではないでしょうか。同様に、あなたが婦人科に行き診察室に入ったとき、内診台が2台あったらどのように感じるでしょうか？

ある女性が訴えるところによれば、自分が内診を終えて医師の前の椅子に腰をかけると、もう次の患者が内診台の上で待っているというのです。こうした状況で、あなたは医師とゆっくり妊娠というプライベートな話をすることができるでしょうか？

彼女は内診そのものもほんの一瞬で、会話もないといいます。最初に基礎体温表を渡したにもかかわらず、それを記入して持っていっても、見向きもしない――それで、基礎体温表をつけることから、バーンアウトしてしまったそうです。

別の女性からは、こんな話を伺いました。

「私は二人目がほしくて不妊治療に通いました。最初の子は自然妊娠だったし、大学病院でずっとフォローしてもらいましたが、診察もとても丁寧でした。内診では看護師さんがいつもそばにいてくれ、お腹の力を抜くようにとアドバイスもしてもらえました。ところが、今通っている婦人科は説明も何もなく、無言で膣の中に器具を差し込んできます。毎回診察は、時計の針が1分も刻まないうちに終わってしまいます。あれでは内診ではなく〝秒診〟です。私は子どもを一人産んでいますから、産婦人科診療というものを知っています。けれどもまったく婦人科経験のない女性が、こうした医療を受けるのは本当にかわいそうです」

このような経験をした場合、やはりその医師に対して、「私たちの人権というものをどのように考えているのですか?」「婦人科診療なのですから、プライバシーに最善の配慮をしていただけませんか」と率直にいうべきです。それはあなただけの問題ではありません。あなたのあとに続く世代の女性のためでもあるのです。

お寿司屋さんであれ美容院であれ、お客さんは消費者ですが、医療となると、「医師」対「患者」というある種の上下関係のようなものを感じてしまう人も少なくありません。しかし不妊治療は、第2段階の人工授精から、健康保険が適用されない自由診療となります。子どもがほしいという欲求がなければ、日常生活に支障を感じないカップルもいます。つまり、美容外科、歯列矯正などの自由診療と同じなのです。

私は不妊治療を受ける人には、消費者という自覚を持つことが大切だとたびたび指摘してきました。こうした消費者の目を持っていれば、医療というものを冷静に比較、検討できると思うのです。

不妊治療は医療機関によって、医師の技術、医療設備のみならず、治療方針もバラバラで、患者に対する配慮も雲泥の差があります。こうした現実を正しく見極める目を持ちたいものです。それが、私のいう「リテラシー」です。頭に入れるべきは、インターネット上の不妊の知識ではなく、そうした医療に対する「目利きになる」ということです。それが、あなたが納得できる医療を受けることにつながると思うのです。

A4

まだまだ配慮の足りない医療機関もある。
プライバシーと人権は自ら守る自覚を。

Q5 40歳になったら不妊治療を受けたほうがいい？

不妊治療は、第1段階の「タイミング法」から、第2段階の「人工授精」、そして第3段階の「体外受精」というように階段を上っていく、ステップアップ療法が一般的です。しかし、本書では、不妊治療をいったん休んでみる「ステップダウン」もまた、不妊治療だと述べました。

タイミング法から、第2段階の人工授精をスルーして体外受精に進んだり、不妊治療をいきなり体外受精からスタートすることを、私は「ジャンプアップ」と呼んでいます。そして、ジャンプアップということを私が提案するに至ったのには、根底に卵子のエイジング（老化）の問題があります。

女性は年をとるほど、卵子も老化し、妊娠そのものが難しくなるわけですから、通常のステップアップ療法をおこなっていると年齢が進み、結局妊娠に至らない……となってしまうことも多いのです。

そして、私がジャンプアップを考えたもうひとつの理由は、「Yの字で考える」という発想があるからです。たとえば女性の年齢が40歳前後の場合、卵子のエイジングがかなり進んでいると考えられます。こうした場合、どのように妊娠にアプローチしていけばいいでしょうか？　私は両極端の考え方があっていいと思うのです。

ひとつは、不妊治療をおこなうのであれば、あまり時間をおかずに体外受精などの高度生殖医療へのエントリーを考えるということです。なぜなら人工授精の妊娠率と体外受精の妊娠率とでは、4～5倍の開きがあるからです。また、技術的にすぐれた医療機関では、年齢の高い女性からも良質な卵を採取し、それを高い技術で培養、移植することが可能です。そうした医療機関に紹介し、妊娠に至った女性を、私は何人も経験しています。人工授精までの段階で濃厚な薬物治療をおこなってきた女性は、体外受精にステップアップしても、妊娠に至りづらいという事実もあります。

そこで、「Yの字」のもう一方の考え方が出てきます。それは、「開き直り」です。

年齢が若くてもそうでなくても、同じ技術に対する医療費は基本的に同じという医療機関がほとんどですが、30歳の女性と40歳では、同じ技術で体外受精をおこなっても妊娠率には大きな開きがあります。40歳女性の体外受精における妊娠率は、全国平均が10％に届いていません。しかし、こうした医療に30～60万円もかかるという現実があります。それならば、低い可能性にお金、時間、労力をかけるより、自分たちなりのタイミング法で妊娠を期待するという考え方です。

ストレスが、妊娠を阻害するということは繰り返し述べてきました。また、不妊治療が大きなストレスになるということは、カップル、とりわけ多くの女性が異口同音に訴えることです。ですから、そうしたハードルを取り払い、医師のタイミング指導など、義務的なセックスから自分たちを解き放ってみるのです。

「不妊ルーム」では、そうした「開き直り」のカップルに、漢方薬やＤＨＥＡなどをすすめて妊娠に至るケースは少なくありません。「Ｙの字」のどちらの方向にいくのかは、カップルが決めることです。「Ｙの字」が分岐する前の部分は、そうした話し合いを持つ期間に相当していると思います。

A5

高度生殖医療に取り組むか、自然にまかせるか、カップルでスタンスを決める。

Q6 二人目がなかなかできません

「不妊ルーム」を開設して4〜5年を経たあたりから、第一子を授かった女性が、二人目を希望して来院するケースが増えはじめました。

しかし、一人目を20代で産んでいるのであれば、二人目で苦労するケースはそんなに多くないのですが、一人目を30代半ばで産んだ人が数年経ってから再度来院されると、苦労する「二人目不妊」が多いのです。

一人目が生まれると育児ということがはじまりますから、多くのカップルは二人目どころではなくなります。そして、子どもがヨチヨチ歩きをはじめ、幼稚園、保育園に入園したあたりから、二人目をと考えるカップルが多いのです。そうすると、4〜5年という歳月があっという間に経ってしまいます。

一人目を30代半ばで産んだのであれば、二人目希望での来院が40歳前後ということになります。しかし、女性は35歳を過ぎたあたりから、卵子の老化（エイジング）ということが問題となってきます。ですから私としては、一人目と二人目の間隔をあまり空けないことが知恵のひとつだと思っています。

「不妊ルーム」に来院されている女性は「卵子のエイジングということがわかっていれば、もっと早く二人目に取り組んだのに……」という話をよくされます。子どもを持つことは、ファミリープランニングではなく、ライフプランニングと考えたほうがよいのです。

さらに当院に来院されている女性の話を聞いていると、妊婦さん、新米のママさんをサポートする保健師さんなど、まわりの人たちにも少し違和感を覚えます。一昔前までは早期離乳といって、断乳、乳離れを早くするようすすめてきました。しかし最近はスキンシップの大切さが強調されているのでしょうか、子どもがほしがらなくなるまで母乳は与え続けたほうがよいという考え方が主流になりつつあるようです。

そうした場合、プロラクチン（乳汁分泌ホルモン）が問題となってきます。プロラクチンの高い状態である高プロラクチン血症は、不妊症の原因のひとつになります。母乳を与え続けている間は通常、プロラクチンが高い状態にありますから、妊娠しづらいわけです。ですから、長期間母乳を与え続けることは、二人目を授かることを、困難にする可能性もあるのです。

もうひとつ原因が考えられるとしたら、「社会性不妊」です。聞き慣れない言葉だと思いますが、これは私の造語です。卵子の老化というのは医学的な理由ですが、それだけで「二人目不妊」になるのではありません。むしろ「二人目不妊」になる理由は、男性と女性の関係にある場合が多いのです。

「不妊ルーム」に二人目不妊の相談に来られた女性に、「あなたは一人目ができたときと二人目を望んでいる現在では、夫婦生活の回数は変わりませんか？」と質問すると、ほとんどの人から「激減しています」という答えが返ってきます。それはとりもなおさず、不妊の原因になるわけです。

では、なぜそうなるのでしょうか？ 一人目のときのカップルは、男と女という関係でいられるわけです。セックスそのものも新鮮ですから、前に述べたセックスでの興奮度も高くなります。また回数も多いわけですから、妊娠しやすい状況にあります。

では、それからしばらくして二人目を望んだときのカップルは、どのような状況でしょうか？ 男と女の関係だった二人は、パパとママという関係になりがちです。そしてセックスそのものに新鮮さを見出すということも難しくなってきます。

また、女性のほうは育児に追われて、ヘトヘトだという人も多いでしょう。一方男性のほうは、社会的責任がより重い立場になっている人も多く、男女共に妊娠しづらい状況になっているといえないでしょうか？　こうした環境因子によって妊娠しづらくなっていることを、私は「社会性不妊」と名付けたのです。

「二人目不妊」で不妊治療のドアをノックしても、多くの場合「一人目不妊」となんら変わらない検査や治療がはじまります。しかし、タイミング指導で医師の指示のもとセックスすることは、ますます状況を悪くしてしまわないでしょうか。「社会性不妊」＋「不妊治療不妊」のダブル不妊になってしまうかもしれません。

もしそうした状況にあるとするなら、問題の解決は医療機関にはないように思います。二人が出会った頃の新鮮な気持ちを取り戻す工夫などを心がけてみるといったことが、案外ブレイクスルーになったりするものです。

A6

仕事や子育てに追われすぎていないか、振り返ってみる。

Q7 不妊治療に疲れてしまいました…

不妊治療のドアをノックしたカップルに、とても大切なアドバイスがあります。不妊治療をはじめると、妊娠というものが不妊治療の延長線上にしかあり得ないと思ってしまいがちです。しかしそれは、本当に誤った考えなのです。

両方の卵管が閉塞している、あるいは男性の側に重度の乏精子症、精子無力症があるといった場合を除けば、多くの場合、不妊治療は自然妊娠の可能性を否定しません。また、タイミング法であれ、人工授精であれ、体外受精であれ、それは妊娠の可能性を高める医療ではあっても、妊娠を保証する医療ではまったくありません。そのことは、人工授精1回あたりの妊娠率は5～8％に過ぎず、体外受精においてさえも、22～23％という事実から理解できることです。

ところが、タイミング法がはじまった途端、医師の指導した日にしかセックスしない「ピンポイント・セックス」に陥るカップルはたくさんいます。こうした夫婦関係のもち方はむしろ妊娠を遠ざけてしまうと「不妊ルーム」の経験から断言できます。

さらに第2段階の人工授精ともなると、妊娠とセックスが切り離されてしまうため、セックスを無駄な行為のように考えてしまいがちなのです。さらに、体外受精などをおこなっているカップルは、自分たちは高度生殖医療の中にあるのだから、自然妊娠などは別世界のことのように思ってしまうのです。実際、体外受精を受けているカップルには、セックスレスが当たり前と思っている人も多いのです。

ここで私からの提案ですが、不妊治療に行き詰まりを感じたら、不妊治療を休んでみてはいかがでしょうか?

不妊治療を長く続けていると、頭や気持ちをリセットすることは、ある時期本当に大切になってきます。そして、不妊治療をやめたら妊娠した、という人は本当に多いのです。

A7

不妊治療がストレスになると、妊娠を遠ざける。

不妊治療を休んでみるのもまた、不妊治療。

Q8 不妊治療にはやめどきがあるのでしょうか？

不妊治療にエントリーして一番難しいのは、いつそれをやめるかということです。

おおまかにいえば、１００人エントリーすれば、50人は一般的不妊治療（タイミング法～人工授精）で妊娠できると思います。しかし、体外受精などの高度生殖医療に進んでも、結局赤ちゃんが授からなかったというカップルも多いのです。

これまで、10回以上も体外受精をおこない、多額のお金を使ってきたカップルをたくさん見てきました。中には「それでもあきらめきれない」というカップルもいます。「あと1回挑戦すれば赤ちゃんが授かるのではないか⁉」と思ってしまうわけです。

私は、体外受精はギャンブルのようなものだといいましたが、それは単に医療費が大きいにもかかわらず、成功率が低いというだけではありません。ギャンブル同様、なかなかその場から撤退できない現実があるのです。そうならないためには、最初に自分たちの年齢なども考慮し、治療期間やいくらお金をかけることができるのか、前

もって計画を立てておくことが大切だと思うのです。医学的、生物学的な側面からは、

1．女性が42歳に達したとき

2．体外受精を4回受けても一度も妊娠しなかったとき

3．生理中のFSHの値が20以上になったとき

4．夫婦で不妊治療に対する考え方に開きが出てきたとき

などが不妊治療のやめどきだと思います。統計的に、不妊治療を2年間おこなって妊娠しなかったカップルは、それ以上続けてもほとんど子どもを授かっていないという報告もあります。不妊治療をはじめると頭の中は妊娠のことでいっぱいになりがちですが、子どもがいない人生をプランニングしてみることも大切かもしれません。

不妊治療をやめたあとは開き直って、自然の流れにまかせてみる。神のみぞ知るといった心境になれば、不妊治療からすんなりとリタイアできるのではないでしょうか。

A8

医学的なやめどきは、あるにはある。しかし、不妊治療をやめることは、妊娠をあきらめることではない。

Q9 セックスレスで悩んでいます

セックスが成立しないことには、自然妊娠はあり得ません。カップルが子どもを望んでいても、たとえば夫婦関係自体はなんら問題がないのに、セックスそのものに興味を失って、セックスレスになっているカップルも少なくありません。また、セックスは成立しても、射精に至らなければやはり妊娠に至りませんので、こうしたカップルの悩みは深刻だと思います。

私は、このような悩みで相談に来られるカップルには、人工授精を積極的に取り入れるようアドバイスしています。なぜならこうした状況の場合、セックスをスルーしてしまう人工授精が、治療としてもっとも理にかなっているからです。

また、セックスレスのカップルにセックスをおこなうことを無理強いすると、かえってそれがプレッシャーになってしまい、うまくいかなくなることも多いものです。

射精不全の場合も同様で、気持ちが前のめりになることで、逆に状況が悪化したりします。

しかし、マスターベーション法で精液を採取できるのであれば、人工授精での妊娠も期待してみましょう。人工授精をおこないながらセックスへの欲求が湧いてくるのを待つ、あるいは射精不全の場合でも、人工授精もやっているからという気持ちがあると、余裕が出てきてうまくセックスができるようになったというケースもあります。「不妊治療を利用する」くらいの気持ちで積極的に人工授精を取り入れることは、とてもポジティブな姿勢だと思うのです。

ＥＤのように勃起そのものができない状態であれば、バイアグラなどといった薬剤を泌尿器科から処方してもらえばセックスが成立する可能性が高いですから、積極的に泌尿器科のドアをノックしてみることもおすすめします。

また、不妊治療を受けてセックスレスになってしまうカップルも少なくありません。「不妊ルーム」のカウンセリングでも、セックスレスについての相談をたくさん受けます。

不妊治療を続けていると、夫婦生活をもつことが、子づくりの目的のみにおこなわれるようになりやすいのです。このような思考が芽生えると、セックスすることを負担に感じたり、セックスそのものを拒否することにつながってしまいます。そこまでいかなくても、排卵日だけセックスして、あとはセックスレスになっているカップルもいます。このような傾向は、何年間も不妊治療に通っている人ほど顕著になります。

不妊治療においてタイミング法をおこなう場合、医師はもっとも確率が高い日を指定しますが、これはほかの日にセックスしてはいけないという意味ではありません。むしろ、ほかの日にセックスしないと、妊娠の確率は低くなります。これでは、みすみす自然妊娠の可能性を狭めていることになり、何のために治療を受けているかわかりません。

不妊治療は医学的な妊娠へのアプローチですが、不妊治療に振り回されてかえって夫婦仲が悪くなったり、セックスレスにならないよう、注意が必要です。

A9

不妊治療がセックスレスを引き起こすこともある。
人工授精を利用するのもひとつの方法。

Q10 なかなか妊娠できず、毎月落ち込んでしまいます

私は、カップルが妊娠を生み出す力を「妊娠力」と呼んでいます。「妊娠力」は本来、誰もが潜在的に持っているものです。ただ、その力を発揮できていないだけなのです。

医学的に見たとき、「妊娠力」が高いカップルというのは、女性の年齢が若く、病気の程度が軽く、治療歴が浅いことです。また、夫婦の愛情が強く結ばれているほうが、そうでないカップルより「妊娠力」が高いでしょう。

しかし私は、「妊娠力」というのは、体だけでなく心の持ち方もあると思うのです。ひと言でいえば、妊娠ということにクヨクヨしない。吹っ切れている人ほど「妊娠力」が高いということです。

では逆に、「妊娠力」が低い人というのはどのような方でしょうか？　それは気持ちが前のめりになっている人です。「今周期こそは妊娠する！」と力が入り過ぎているような方は、本人の意思とは反対に、なかなか妊娠が難しいという印象を私は持ち

ます。

不妊に関して知識が豊富でよく勉強されている「不妊博士」も同様です。知識があるのは悪いことではありませんが、度が過ぎると頭でっかちになり、かえって妊娠にマイナスに働くように思います。

女性が40歳を過ぎると妊娠しづらくなるのはまぎれもない事実ですが、それでも心の持ちようによっては、「妊娠力」はアップすると私は感じています。実際、43歳のとき「不妊ルーム」のフォローアップで妊娠された方がいました。

彼女は都会の出身なのですが、島へ旅行した際にその島の男性と恋に落ち、結婚したそうです。そうした成り行きで、その島に5年間住むことになったそうです。彼女の言葉は非常に印象的でした。

「島ではあれがない、何かが足りないといっていたら、生活できません。ないものはないのですから、あるものでやっていくしかないんです。それが島の生活です。風が強ければ船や飛行機の欠航はしょっちゅうですから、そうした場合、生活必需品まで入手が困難になることさえあります。ですから、吹っ切れて生活するしかないんです」

こうした物事にこだわらない心の持ち方こそが、妊娠にポジティブに働くのではないでしょうか。

妊娠しなければ生理がやってきます。このとき「また生理がきてしまった……」と思うか、「今月もまたチャンスがきた!」ととらえるかによって、妊娠しやすさは違ってくると、私は常々思っています。基礎体温表をいつも眺めて妊娠のことばかり考えている生活は、決して望ましいものではありません。

「やることはやっているのだから、あとはなるようになる」

という開き直りが大切です。このような姿勢が妊娠にポジティブに働くことは、私のみならず、不妊治療を担当している先生方もしばしば口にしています。

「不妊ルーム」でも、今月ダメだったら不妊治療に進もうと思っていた矢先に妊娠したり、体外受精の決心をして医療機関へ紹介状を持って出向いたら、そのときに妊娠が判明したというケースは、たくさんあるのです。

A 10

生理=次の妊娠のチャンス。

心の持ち方ひとつで「妊娠力」はみるみるアップする。

おわりに

２０１１年3月、東日本大震災という未曾有《みぞう》の出来事が起こりました。毎日報道される壊滅的な被害状況に、世界中が大きな衝撃を受けました。そしてただちに多くの人々がボランティアとして現地入りし、復旧に向けての取り組みをはじめました。また、著名人の方々も、歌手は歌で人々を励まし、実業家は大きな寄付を申し出ました。

私自身も、自分にいったい何ができるのかと自問しました。そして、真っ先におこなったことは、計画停電が実施されない限り診療を続けることでした。幸いなことに、診療を一日も休まずおこなうことができました。そして震災のあった3月に「不妊ルーム」では17名もの方が妊娠されたのです。そしてそれは２０１１年で最も多い数字でもありました。さらに、翌4月も、そして5月も多くの方が妊娠されました。

震災をきっかけに、人々が子どもという「絆」を強く求めるようになった――そのことが私にひとつのヒントを与えてくれました。そして私は思ったのです。次の世代を担う日本人が一人でも多く誕生することが、明るい日本へとつながっていくのではないか。そのことに私は寄与したいと強く思いました。

くしくも私は２００９年に出版した『妊娠入門』（幻冬舎刊）という本のあとがきに、次のように記しました。

「私は最近『インフラ』ということについてよく考えます。ガス、水道、電気はもとより、まっすぐにのびた道は、物流のインフラとして欠かせないものです。しかし、究極のインフラというのはなんでしょうか。私は人ではないかと思うのです」

そして私は、一組でも多くのカップルが苦労せずに妊娠に至るには、どうしたらよいのか考えました。ベストセラーになった『妊娠レッスン』では３つの法則、すなわち基礎体温表をつける、排卵日検査薬を使う、そしてセックスの回数を増やすという提案をおこないました。それをよりわかりやすく、よりシンプルなものにするのにはどうしたらよいのだろうか？　私はずっと考え続けたのです。そして、オギノ式避妊法の荻野学説を問い直すことで、その答えを見つけました。それが本書で紹介した「１週間基礎体温法」なのです。

本書は多くの方々のご支援のもとに、わずか2カ月で執筆を終えることができました。

産婦人科学の専門科学的な見地から、品川信良先生（弘前大学医学部産婦人科学教室名誉教授）、吉田耕治先生（大牟田天領病院婦人科部長）には、原稿をお読みいただくとともに、詳細なアドバイスをいただきました。また、「不妊ルーム」のサポーターである、４５０名を超える〝チームこまクリ〟の皆さんからは、たくさんの声援メールをいただきました。ありがとうございました。

そして、震災後1年を前にして、私の希望を形にしていただいた青春出版社に、心より御礼申し上げます。

ひとりでも私は生きられるけど
でもだれかとならば　人生ははるかに違う
強気で強気で生きてる人ほど
些細な寂しさでつまずくものよ
・・・・・・・・・

わたし　いつでもあなたに言う
生まれてくれて　Welcome

Remember　生まれたこと
Remember　出逢ったこと
Remember　一緒に生きてたこと
そして覚えていること

誕生／（歌・作詞・作曲：中島みゆき）

これからの日本には、人が人を生み出す力、すなわちカップルの「妊娠力」がこれまで以上に大切だと思います。人がたくさんいて、その人と人とが「絆」でつながる明日の日本のために、本書がささやかでも力になればと祈ります。

私たちは2011・3・11をわすれない　**放生　勲**

著者紹介

放生　勲　こまえクリニック院長。医学博士。弘前大学医学部卒業。都内の病院で２年間の内科研修修了後、ドイツ政府国費留学生としてフライブルク大学病院及びマックス＝プランク免疫学研究所に留学。東京大学大学院医学博士課程修了。

東京医科歯科大学難治疾患研究所を経て、1999年こまえクリニック開院。内科診療のかたわら不妊カウンセリングを行い、そのフォローアップにより約1400組を超えるカップルが妊娠に至っている。

『新・妊娠レッスン』（主婦と生活社）、『妊娠入門』（幻冬舎）など著書多数。2000年にホームページ「不妊ルーム」を立ち上げ、そのアクセスは60万件を超える。

現在は妊娠に関する講演でも活躍中。

本書は、２万枚の基礎体温表を見てきた著者による「１週間基礎体温法」を初公開した、画期的な一冊である。

不妊ルーム　http://www.koma-cli.jp

読《よ》むだけで「おめでた力《りょく》」がアップする！

妊娠《にんしん》カウンセリング

2012年３月５日　第１刷

著　　者　放《ほう》生《じょう》　勲《いさお》
発 行 者　小澤源太郎

責任編集　株式会社　プライム涌光
電話　編集部　03(3203)2850

発 行 所　株式会社　青春出版社
東京都新宿区若松町12番１号　〒162-0056
振替番号　00190-7-98602
電話　営業部　03(3207)1916

印　刷　共同印刷　　製　本　大口製本

万一、落丁、乱丁がありました節は、お取りかえします。

ISBN978-4-413-03830-0 C0077